JN051021

放射線を正しく理解した看護職であるために

改訂版

看護と放射線

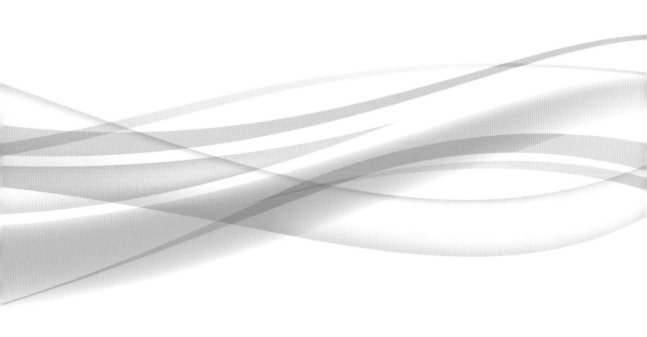

公益社団法人
日本アイソトープ協会
Japan Radioisotope Association

はじめに
「放射線安全・防護のキーパーソンは看護職」

　看護職は，放射線との係わりを切り離すことはできません。

　目まぐるしいスピードで新しい放射線診療技術が次々と開発されております。放射線診断は，欠かすことができない診断手段です。IVR は，放射線科に限らず，多く診療科で手術に代わる治療的手段として，日常的に実施されております。標的（腫瘍部分など）だけに線量を集中させる放射線治療が開発され，がんの集学療法の重要な一角を担っております。

　放射線診療は，患者さんはもちろんのこと看護師，医師，診療放射線技師などの医療スタッフにも被ばくを伴うことが問題となります。

　放射線や放射性物質が人工的に使われるようになってから，既に 130 年以上が経ちますが，放射線被ばくに対する誤解や不安は，昔も今も変わりません。患者さん達の被ばくに対する不安や心配に「看護の力」をもって対応し，安心して放射線診療を受けることができる状況を整えていくことが看護師の役割です。放射線利用の要でもある放射線防護・安全を担うキーパーソンは，患者さんにとって最も身近な医療スタッフである看護職ではないかと考えております。

　放射線診療を含めたこれからの医療では，どのような診療，放射線診療行為を選択することが患者さんにとって最善であるかの判断を，医療従事者と患者さんや患者さん家族も含めた共同意思決定（Shared Decision Making）により行う方向へ代わりつつあります。看護職は，患者さんに放射線診療行為を分かりやすく説明し，患者さんが納得した上で意思決定に参加できるように，患者さん達を支援していく役割を担っていく必要があると考えています。時には，患者さんの代弁者（アドボケイト）の役割を果たすことも求められます。放射線診療とそれに伴う放射線安全の知識・技術をしっかり理解していなければなりません。

　看護の基礎教育を規定する看護学教育モデル・コア・カリキュラムに「放射線」の項目も取り込まれました。今まではともすれば看護職にとって「自分事」ではなかった放射線と，真摯に向き合っていって欲しいと思います。

　被ばくする可能性のある人々として放射線・原子力事故の被災者や一般の方々も念頭に入れた取組みが必要であることは，2011 年に発生した原子力発電所の事故で現実となりました。

　本書が，看護職のみなさんが，放射線と真摯に向き合うきっかけとなることを願っております。

　本書の出版に当たり日本アイソトープ協会のみなさまに大変お世話になりました。

　2021 年 2 月

編集委員長　草間　朋子

目次

基礎編

1章 放射線を知る

Essence

　放射線は，高いエネルギーを持った電磁波あるいは粒子の流れで，α線，β線，γ線，X線，中性子線などさまざまな種類がある。放射線は，人体をはじめ物質を通り抜ける力があり，直進する過程で，ヒトの細胞を構成している原子に衝突し，電離を起こし，これが基になって臨床的に明らかな健康影響を引き起こすことがある。

　空気中あるいは組織・臓器を通り抜ける力（透過力）は放射線の種類によって異なり，α線やβ線は透過力が小さく，X線やγ線は透過力が大きい。これは物質を通り抜ける時の原子を電離させる程度（電離密度）が放射線によって異なるからである。この電離密度の違いにより，放射線を低LET放射線と高LET放射線に大別する。

　放射線の電離作用，透過力を活用して，医療領域，工業領域，農業領域などのさまざまな領域で放射線を利用している。

　放射線には，地球が誕生した時から存在している放射線(自然放射線)と，人工的につくり利用している放射線（人工放射線）とがある。医療領域で汎用されているX線は人工放射線である。自然放射線であっても人工放射線であっても電離作用や透過力は同じであり，ヒトに対する健康影響も同じである。

　地球上に生活する全ての人々が常に被ばくし続けている身近な自然放射線を通して，放射線・放射線被ばく・被ばく線量などへの理解を深めることができる。

1-1　なぜ，放射線・放射性物質は利用されるか。放射線の特徴

　放射線は，粒子や電磁波の流れで，高いエネルギーを持ち空気中や物質中（人体や遮へい物など）を高速で直進する。直進する過程で，物質を構成する原子と衝突し原子を電離させることを繰り返しながら，自らのエネルギーを失い消滅する。高いエネルギーにより，①衝突した原子を電離させる（電離作用），②物を通り抜ける（透過作用）という特徴を持った放射線がさまざまな分野で利用されている。

(1) 放射線の電離作用

　物質を構成している原子は，原子核と原子核を取り巻く軌道電子からなる。放射線は，衝突した物質の原子の軌道電子を弾き出しながら，自らのエネルギーを失っていく。この

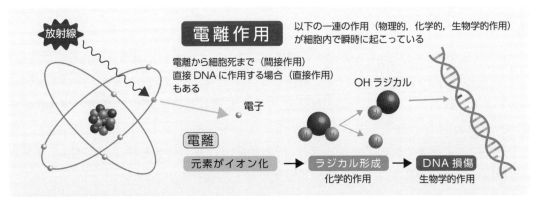

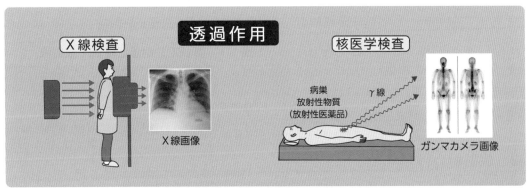

図1.1　放射線による電離作用及び透過作用

現象を「**電離**」という（**図1.1**）。放射線によって電離され電子を失った原子はイオンとなる（**イオン化**）。イオン化した原子は活発に活動し，さまざまな化学的・生物学的な変化を引き起こす。生体内では，電離によって生じたイオンが細胞内の水分子などと相互作用を起こし，反応性の高い分子ラジカルなどが生じ（化学的な変化），遺伝子の変化やDNAの切断など（生物学的変化）を引き起こし，細胞に変化（細胞変性や細胞死）をもたらす。

　電離やラジカル生成は，それぞれ10^{-12}秒以下，10^{-10}〜1秒と極めて短時間に起こる現象であり，通り抜ける物質（人体）内での物理的作用（電離作用），化学的作用は極めて短時間の間に起こり，通過した放射線が，いつまでも人体や物質（照射食品など）内に残存することはない。

（2）放射線の透過作用

　放射線が物質を通過する作用を「**透過作用**」といい，透過力（物質中を直進することができる距離：**飛程**という）は放射線の種類によって異なる。透過力・飛程の長さは，放射線が物質中を通過するときの電離の程度を表す**LET**（linear energy transfer，線エネル

ギー付与：放射線が物質の中を通過する際に，所定の長さ当たりに与える（あるいは失う）エネルギー）によって決まる。LETに着目して放射線を，低LET放射線と，高LET放射線に大別する（**表1.1**）。低LET放射線は所定の長さを通り抜ける際の電離の程度（電離密度）が小さい。すなわち単位長さ当たり失うエネルギーが少ないので透過力が大きく，物質中を深いところまで進むことができる（飛程が長い）。高LET放射線は，電離密度が大きいために短い距離でエネルギーを失ってしまうので飛程が短い。

放射線の持つ電離作用や透過作用を利用して，放射線診断や放射線治療（腫瘍細胞を殺傷する），工業利用としての非破壊検査（放射線診断と同じ原理）や微細加工術，重合体（ポリマー）の生成，農業領域での食品照射（細菌や真菌を殺傷）や植物の品種改良（遺伝子変異）などが行われている（**2章・表2.1**参照）。

表1.1　低LET放射線と高LET放射線

	電離密度	透過力（飛程）	放射線
低LET放射線	低い	大きい（長い）	γ線, X線, β線
高LET放射線	高い	小さい（短い）	α線, 中性子線, 陽子線, 重粒子線

1-2　放射線の種類

放射線には，粒子線（α線（ヘリウムの原子核）や中性子線，陽子線，重粒子線など）と電磁波（光子（γ線，X線など））がある。

医療領域で使われる主な放射線の特徴を，**表1.2**に示す。

表1.2　放射線診療で利用される放射線

種　類	発　生　源	主な用途（医療利用）
X線	高電圧（数10～数10 kV）の電極から発生する光子線	単純撮影, CT, 透視（IVRなど）, 放射線治療*
γ線	壊変の際に原子核（Ir−192, I−125, Co−60など）から放出される電磁波	核医学検査, 放射線治療
β線	β壊変**に伴い原子核から放出されるプラスまたはマイナスの電荷をもつ電子（β粒子***）の流れ	放射線治療
α線	α壊変に伴い原子核から放出されるヘリウムの原子核（陽子と中性子各2個）を持つα粒子***の流れ	放射線治療
中性子線	原子炉などからの熱中性子	ホウ素中性子捕捉療法（BNCT）
電子線	加速器を用いて加速した高いエネルギーを持つ電子の流れ	放射線治療
陽子線	水素の原子核（陽子）を粒子加速器（サイクロトロンなど）で加速したもの	放射線治療
重粒子線	炭素イオンなどを粒子線加速器で加速したもの	放射線治療

* 放射線治療に用いられる高エネルギーのX線は，リニアックやサイクロトロンなどの加速器で加速しエネルギーを高めたX線である

** 壊変に伴い原子核の中性子が陽子にまたは陽子が中性子に変化しプラスまたはマイナスの電荷を持つ電子（質量と電荷を持つ）を放出する

***粒子の質量（静止質量）：電子；9.109×10^{-31} kg, 陽子；1.673×10^{-27} kg, 中性子：1.675×10^{-27} kg

1-3　放射性物質・放射性元素

　放射線を放出する元素を放射性元素という。物質は，原子核と原子核を取り巻く軌道電子で構成されている原子（元素）の集合体である。原子の原子核は，各原子核固有の陽子数と中性子数によって構成されている（水素原子は陽子のみで中性子は存在しない）。原子核の陽子の数は，元素の原子番号を，陽子と中性子の総和は，元素の質量数を表す。同じ原子番号の元素でも，原子核を構成する中性子の数が異なる，すなわち質量数の異なる複数の元素が存在し，質量数の異なる元素を同位体という。同位体の中で，原子核を構成する陽子と中性子の数のバランスが不安定で，放射線（エネルギー）を放出してエネルギーのより低い他の元素に変わる（壊変という）同位体（元素）が存在する。この放射線を放出する不安定な同位体を放射性同位元素（本書は放射性元素という）という。放射性元素を含む物質が，放射性物質である。原子番号が同じ元素でも同位体によって物理的な特性（放射性であるか否かなど）が異なる。例えば原子番号53のヨウ素には，質量数が125，127，129，131などの同位体があり，質量数127のヨウ素は安定元素であるが，質量数125，129，131のヨウ素は放射性元素である。放射性元素から，放出される放射線の種類（α線，β線，γ線など）と，壊変の速度（放射線を放出して他の元素に壊変する時間）は放射性元素毎に決まっている。壊変の速度は，放射性元素の量が半分（1/2）になるまでの時間で示され，この時間を**半減期**という。放射性元素から放出される放射線の種類と半減期の長さを**表1.3**に例示する。

表1.3　放射性元素の壊変に伴い放出される放射線と半減期の長さ

放射性元素	壊変の形式と放出される放射線	半減期
フッ素−18（F−18）	β^+壊変：β線，γ線	109.7分
カリウム−40（K−40）	β^-壊変：β線，γ線	1.25×10^9年
ストロンチウム−89（Sr−89）	β^-壊変：β線	50.6日
テクネチウム−99 m（Tc−99 m）	β^-壊変：β線，γ線	6.0時間
ヨウ素−131（I−131）	β^-壊変：β線，γ線	8.0日
セシウム−137（Cs−137）	β^-壊変：β線，γ線	30.1年
プルトニウム−239（Pu−239）	α壊変：α線，γ線	2.41×10^4年

β壊変：壊変に伴い原子核の中性子が陽子に変化しマイナスの電荷を持つ陰電子β^-線を放出（β^-壊変：原子番号が1つ増加），あるいは，陽子が中性子に変化しプラスの電荷を持つ陽電子β^+線（β^+壊変：原子番号が1つ減少）を放出する。
α壊変：壊変に伴い中性子2個と陽子2個からなるヘリウムの原子核であるα線を放出する。壊変後は，原子番号は2つ，質量数は4つ小さい原子核に変化する。

同位元素の原子番号，質量数，原子量

　炭素（C）を例にとると，原子番号は6である。原子番号は原子核の中に存在する陽子の数で，質量数は原子核に存在する陽子の数と中性子の数の和を表す。自然界に存在する炭素の大部分は陽子6個と，中性子6個から構成されているので質量数12（質量数は，単位のない無名数）で$^{12}_{6}C$と標記される。

　元素の周期表には，「炭素の原子量として12.01」と標記されている。なぜ，整数でないのか。周期表に示されている数値は，質量数ではなく，相対的な質量数を表す「原子量」である。周期表に示されている原子量が整数でないのは，炭素の安定元素（放射性元素でないもの）として，質量数の異なる（中性子の数が異なる）同位体が存在することを示している。炭素の安定元素には，質量数が12と13の同位体があり，それぞれの同位体の存在割合は98.94％と1.06％であり，原子量は12.01となる。ちなみに炭素の放射性元素は，C－14（原子核の陽は6個，中性子は8個）である。C－14は約5700年の半減期でβ⁻壊変し原子核の中性子が陽子に変化し，安定元素の窒素（N－14：陽子7，中性子7）になる。

1-4　人工放射線と自然放射線

　地球が誕生した時から，地球上には，放射線，放射性物質（元素）が存在しており，身の回りや人体内を，放射線が常に飛び交っている。この放射線を自然放射線という。自然放射線の発生源は，①宇宙線，②大地などに含まれる天然の放射性物質から放出される放射線である。

　放射線や放射性物質を人工的につくり（人工放射線という），利用するようになったのは，1895年にレントゲン博士によりX線が発見されてからである。人工放射線は，医療をはじめ工業，農業などのさまざまな領域で，利用されている（2章及び3章）。

　放射線利用は，便益をもたらすだけではなく，放射線の電離作用により，意図しない有害な健康影響をもたらす可能性がある。放射線診断，治療のように放射線の電離作用，透過作用を利用して人体に計画的，意図的に放射線を照射する場合を除き，放射線利用に伴う被ばく（4章）を低減することが放射線利用に当たっての命題である。避けることができない自然放射線による被ばくを通して，放射線，放射線被ばく，放射線影響に対する理解を深めることができる。

「自然放射線と人工放射線とは人体への健康影響が異なる」という誤解を持つ人々がいるが，自然放射線にも人工放射線にも，γ線，α線，β線などの放射線があり，健康影響の程度は天然由来の放射線か人工的につくられた放射線かではなく，放射線によって被ばくした量（被ばく線量）がどれだけであったかによって決まる。

放射線は，国際的な取決めや，国内の法令などの厳しい規制の下で，人々の被ばくを低減するさまざまな方策を徹底しながら利用される。放射線，放射性物質は，法令の基準を満たした「管理区域」以外の場所では使うことができず，放射線や放射性物質を取り扱うことができる人は，業務に先立って教育・訓練を受けた「放射線業務従事者（医療従事者の場合，医療法では放射線診療従事者という）」に限られている。

1-5　身近な自然放射線

自然放射線は，全ての人々が，四六時中何時でも，どこにいても被ばくしている放射線であり，人々にとって，もっとも身近な，しかも，避けることができない放射線である。

自然放射線からの被ばくには，外部被ばく及び内部被ばくがある。4及び9章でさらに詳しく説明するが，外部被ばくは，身体の外から来た放射線が体内を通過することによって，内部被ばくは，気体状の放射性物質を吸入することや，放射性物質を含む水や食品を摂取することによって生じる。

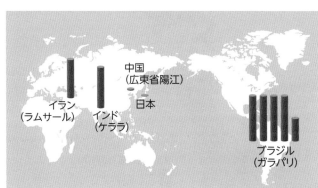

国	地域	空気吸収線量率 （μGy/h）
ブラジル	ガラパリ	0.09 ～ 90
中国	広東省陽江	0.37（平均）
インド	ケララ， タミルナドゥ	0.2 ～ 18
イラン	ラムサール	0.07 ～ 17
日本（比較のために示す）		0.05（平均）

図1.2　自然放射線（大地放射線及び宇宙線の一部）からの被ばく線量が，
世界全体の平均（表1.4）に比べて高い地域

世界の高自然放射線地域。いずれも居住区域あるいはその近傍の海岸等。土壌や水が天然の放射性物質を多く含む。そのため建材からの放射線による屋内での放射線量率も高い。

表1.4に自然放射線による被ばく線量の値（世界の平均値及び日本の平均値）を示す。

自然放射線からの被ばく線量は，場所によって異なる。自然放射線からの被ばく線量が，世界全体の平均に比べて高い地域を図1.2に示す。日本における大地からの自然放射線の量を図1.3に示す。日本の中でも，場所によって自然放射線による被ばく線量は異なる。

宇宙線は，地上に届くまでの間に，大気圏に含まれる水蒸気などによって吸収されるために，高度によって線量が異なり，高度が高い（大気の層が薄くなる）ほど，線量が高くな

表 1.4　自然放射線による被ばく線量（年間 mSv/ 年）

	日本の平均*	世界の平均**
宇宙線	0.29	0.39
大地放射線	0.33	0.48
ラドン・トロン	0.59	1.26
食品から***	0.99	0.29
合計	2.20	2.40

*　日本保健物理学会：J.Radiol.Prot. **40(3)**: R99-R140 (2020)
** UNSCEAR(2008)
*** 鉛−210，ポロニウム−210，カリウム−40，炭素−14，水素−3（トリチウム）

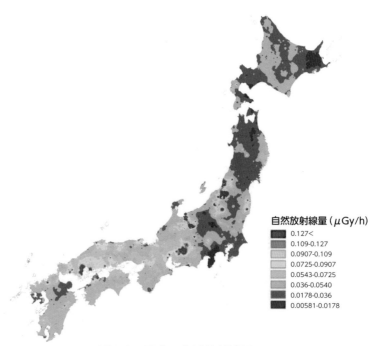

自然放射線量（μGy/h）
- 0.127<
- 0.109-0.127
- 0.0907-0.109
- 0.0725-0.0907
- 0.0543-0.0725
- 0.036-0.0540
- 0.0178-0.036
- 0.00581-0.0178

図1.3　日本の自然放射線量

出典：産総研地質調査総合センターウェブサイト

コラム 2　国民線量

　平均的な国民1人当たりの，自然放射線，人工放射線からの被ばく線量を表したものが国民線量である。日本人の国民線量と，世界の平均的な国民線量を図に示す（**2章・図2.1**参照）。各国の国民線量の半分以上を自然放射線による被ばくが占めている。人工放射線の大部分は，医療利用によるものである。医療の先進国では，国民線量に占める医療被ばくの割合が大きい。日本の国民線量は，他国に比べて医療被ばく線量の割合が大きいとされている。

　なお，国民線量を求める際の医療被ばくの中には放射線治療による患者の被ばく線量は含まれていない。

コラム 3　大地（土壌）に含まれる放射性物質

　大地に含まれる放射性物質（元素）の主なものは，地球が誕生した時に生成された以下に示す放射性壊変系列の過程で生じるさまざまな放射性元素である。地球起源の3つの親元素は，系列にしたがって，次々と他の放射性元素に壊変し，最後は安定した鉛になる。

　①親核種をウラン−238（半減期：約45億年）とするウラン系列（鉛−206）
　②親核種をトリウム−232（半減期：約140億年）とするトリウム系列（鉛−208）
　③親核種をウラン−235（半減期：約7億年）とするアクチニウム系列（鉛−207）

　地球が誕生した時には，ネプツニウム−237（半減期：約214万年）を親核種とするネプツニウム系列の放射性物質も存在したが，ネプツニウムの半減期が地球の年齢に比べて短いため，この系列の放射性物質は消滅してしまい現在は存在しない。

　このほかに系列を構成しない，天然放射性元素としてカリウム−40，ルビジウム−87も存在する。

　上記の壊変系列の途中で生まれる放射性元素の中には，ラドン−220（トロン）やラドン−222（ラドン）のようにガス状のものもあり，ヒトの吸気を通して呼吸器に取り込まれ内部被ばくの原因となる。

　原子力発電所の燃料として使われるウラン−235も天然の放射性物質で，大地の中にアクチニウム系列の天然放射性物質を多く含む場所から採掘されたものが濃縮して使われている。

る。大地（土壌）に含まれる天然放射性物質の量は，場所によって異なる。モナズ石と呼ばれる天然の放射性物質を多く含んだ土壌からなる地域（ブラジル，インドなど）があり，大地放射線のレベルが高い。日本でも，場所によって大地放射線の量は異なり，天然の放射性物質を多く含む花崗岩から構成されている地域の大地放射線の量は高い。泥炭のローム層で覆われている場所（関東地方）は，ローム層が大地放射線に対する遮へいの効果を発揮するために，放射線の量は低くなる（**図1.3**参照）。

　人々にとって，もっとも身近な自然放射線を通して，人間の五感ではその存在を実感することができない放射線や放射性物質について，①放射線の存在，②被ばく線量，③被ばくと健康影響との関係など理解することができる。

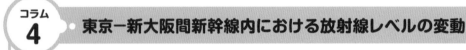

コラム 4　東京−新大阪間新幹線内における放射線レベルの変動

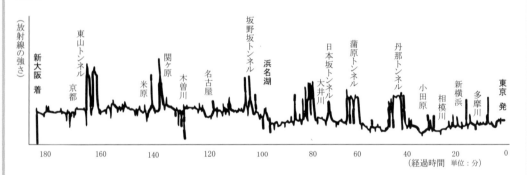

東京−新大阪間新幹線内における放射線強度の変動

（岡野眞治博士による）

出典：「改訂版　放射線のABC」日本アイソトープ協会

　トンネルの中は，全周（360度）が土壌に取り囲まれているために，土壌中に含まれる放射性物質からの放射線の量が多くなり，河川を通過する時は，大地からの放射線が水によって遮へいされるために大地放射線の量は低くなる。

放射線利用と看護職の役割

1章
2章
3章
4章
5章
6章
7章
8章
9章
10章
11章
12章
演習1
演習2
演習3
演習4
演習5
演習6
演習7
演習8
GW

Essence

　放射線や放射性物質は，医療領域をはじめ，さまざまな領域で利用されている。それにもかかわらず，わが国では，放射線・放射性物質や被ばくに伴う健康影響に対して不安を持っている人々が少なくないのが現状である。放射線については，ヒトの健康影響に関する科学的なデータが豊富であり，被ばく線量の測定が容易にできるさまざまな計測器が開発されているという特徴がある。

　各領域において放射線や放射性物質を利用した新しい技術開発が進められており，放射線・放射性物質の利用は，今後さらに進展していくものと思われる。人々の安全・安心が確保された状況の下で，放射線利用を進めていくためには，患者などにとって，最も身近な存在である看護職には，放射線に対する不安を持つ人々の相談・指導に適切に対応していく役割がある。

　さらに，看護職には，原子力・放射線事故の際には被災者の一般診療業務に加え，被災者あるいは一般の人々の放射線被ばく，被ばくに伴う健康影響・リスクに対する不安などに対しても適切な対応をしていくことが期待されている。看護職は専門職としてこの期待に応えていくために，放射線の健康影響に関する豊富な科学的な情報を基にして，対象者の状況に的確に対応できる能力を習得する必要がある。

2-1　日常生活における放射線利用

(1) 放射線・放射性物質の利用領域

　医療の領域（放射線診断・治療，医療機器の滅菌など）はもとより，工業領域（製品製造の際の厚さ計・レベル計，熱に強い製品の開発など）や農業領域（品種改良・食品照射など），研究領域などにおいて放射線や放射性物質は日常的に利用されており，放射線の持つ特徴（電離作用や透過作用）を活用した技術開発・製品開発などが進められている。身のまわりの生活用品の中にも放射線照射が行われた製品が数多くあるにもかかわらず，放射線や放射性物質が幅広く利用されていることは国民に意外と知られていない。これは，医療領域（放射線診断や放射線治療）以外の放射線利用では，一般の人々には利用に伴う被ばくが生じないことも関係している。

　医療領域以外の領域で実用化されている放射線利用の主なものを**表2.1**に示す。

　医療領域の放射線利用（放射線）については3章で詳述する。

表2.1　放射線，放射性物質の利用（医療領域を除く）

領域	放射線の作用		利　用
工業	透過作用	非破壊検査	溶接部の健全性の確認，空港での手荷物検査など
		厚さ計，液面計，レベル計，密度計など	パルプ・紙工場，鉄鋼板の厚さ制御などによる品質管理，ボタン用電池の隔膜の製造など
	電離作用	強化物質の製造	ラジアルタイヤ，強化プラスチック，耐熱性電線，コンクリートポリマーなど
		静電除去	放射線のイオン化（化学的作用）を利用した静電除去装置
		熱源利用	アイソトープ電池
農業	電離作用	食品照射	食品の殺菌など
		害虫防除	放射線による不妊化を利用したウリミバエの根絶
		品種改良，育種調整	放射線による遺伝子変異を利用，耐病性イネ，カーネーションなどの新品種
	放射化分析	アクチバブルトレーサ法	農作物の生産環境（土壌，水，大気）における元素・物質の移行などの動態追跡
環境	電離作用	排煙処理装置	ダイオキシンなどの分解・除去
		有用金属の捕集	汚染水中のバナジウムなど
研究	トレーサ（透過作用）	分析化学，化学構造の決定，遺伝子工学など	
		年代測定	考古学的・地質学的試料の年代測定
	電離作用	実験動物用飼料の殺菌	
	放射化分析	微量元素分析	

2-2　放射線利用と放射線被ばく

　放射線利用に伴い，放射線や放射性物質を取り扱う作業者（放射線業務従事者）以外の人々に有意な被ばくが生じる可能性がある状況としては，①放射線診断・治療（患者の被ばく），②原子力・放射線の事故（被災住民などの被ばく）がある。

　工業領域や農業領域などにおける放射線利用は，指定された場所（管理区域と呼ばれる区域）で，指定された作業者（放射線業務従事者）しか放射線や放射性物質を取り扱うことはできないように法的に規制されているので，人工的な放射線利用では，平常状態において一般の人々が放射線を被ばくする機会はないと考えてよい。**図2.1**に，自然放射線及び放射線利用に伴う国民線量（国民全体の平均的な放射線被ばくを表す）を示す。**図2.1**からも明らかなように，日本の場合は，自然放射線による被ばくは世界の平均値と大差ない

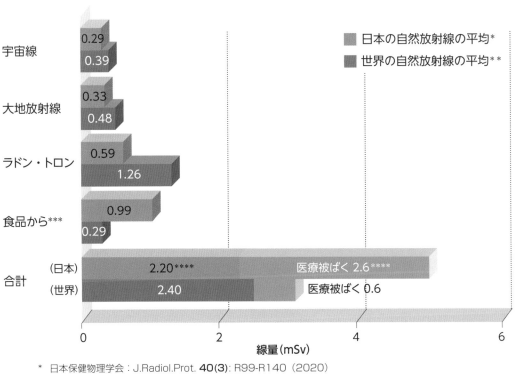

1章 2章 3章 4章 5章 6章 7章 8章 9章 10章 11章 12章 演習1 演習2 演習3 演習4 演習5 演習6 演習7 演習8 GW

＊　日本保健物理学会：J.Radiol.Prot. **40(3)**: R99-R140（2020）

＊＊　UNSCEAR(2008)

＊＊＊　鉛－210，ポロニウム－210，カリウム－40，炭素－14，水素－3（トリチウム）

＊＊＊＊　日本の平均：自然放射線：日本保健物理学会，医療被ばく：原子力安全研究協会（2020）

図2.1　自然放射線及び放射線利用に伴う国民線量

が，医療被ばく（放射線を利用した診断や治療に伴う患者の被ばく）が世界の平均値と比べて４倍以上である。放射線診断や放射線治療では，患者に大きなメリットをもたらすことが明らかであるために，患者に被ばくをもたらす人体への放射線照射や放射性医薬品の投与が計画的に行われている。

原子力災害や大規模な放射線事故の際には，施設などで働く作業者，事故処理に当たる作業者はもとより，一般の人々の被ばくも生じる。世界で発生した主な原子力施設の事故を**表2.2**に示す。

放射線や放射性物質に対しては，被ばくするか否か（放射線や放射性物質が存在しても必ず被ばくするとは限らない），どの程度の被ばく線量であったかなどとは関係なく，「放射線」に対して不安を抱いている人々が多いのが現状である。2011年に発生した東京電力福島第一原子力発電所の事故は，放射線や放射線被ばくに対する人々の不安をさらに助長し，専門家などに対する信頼も失われる結果を招いた。

> ### コラム 5 ● 原子力施設の事故
>
> 　原子力施設の事故の規模は，「国際原子力事象評価尺度（INES）」として，①事業所外への影響，②事業所内への影響，③深層防護（何重にも安全対策がされている）の劣化の3つの視点に着目して，0から7（深刻な事故）のレベルに分類されている。
>
> **表2.2　世界で発生した主な原子力施設の事故**
>
> | 発生年 | 発生場所 | INES レベル* |
> |---|---|---|
> | 1957 年 | ウィンズケール原子炉火災事故（イギリス） | レベル 5 |
> | 1957 年 | マヤック核施設の爆発事故（ソ連） | レベル 6 |
> | 1979 年 | スリーマイル島原子力発電所の事故（アメリカ） | レベル 5 |
> | 1986 年 | チェルノブイリ原子力発電所の事故（ソ連） | レベル 7 |
> | 1999 年 | 東海村 JCO 核燃料加工工場の臨界事故（日本） | レベル 4 |
> | 2011 年 | 東京電力福島第一原子力発電所の事故（日本） | レベル 7 |
>
> * 国際原子力事象評価尺度
>
> 　原子力施設の事故ではないが，1987年ブラジルのゴイアニア市で放射線治療用線源（セシウム−137）の不法投棄に伴い発生した事故は，放射性物質の広範囲の汚染が生じ，4人が死亡した事故であった（INESレベル：5）。

2-3　放射線利用における放射線防護と看護職の役割

　放射線利用は，業務の過程で放射線を取り扱う人々（職業人）や，有意な被ばくをする可能性のある人々（患者など）が安全・安心な状態で進められることが大前提である。放射線利用に伴う被ばくする機会や被ばくする人数をできるだけ低減し，一人ひとりの被ばく線量を制限するためのさまざまな方策を講じることが放射線防護・安全である。

　放射線利用の現状を考えると，計画被ばく状況（2-6節）の下で，有意な被ばくをする人々は，業務の過程で放射線・放射性物質の取扱い業務に係る看護職を含む職業人（職業被ばく）と，放射線診断・治療を受けた患者や患者家族などに限られており，これらの人々に対する放射線防護・安全方策の徹底が重要である。

　人々にとって最も身近で相談しやすい専門職である看護職が，患者や患者家族の信頼を得て，放射線被ばくに対する疑問や不安に適切に対応していくためには，放射線利用の実態，放射線や被ばくに関する知識・技術を習得することが必要とされる。また，看護職は業務の過程で放射線被ばくをする可能性もあるので，看護職自身の放射線防護・安全が担保されていることも放射線利用に当たっての必須条件である。

2-4　医療領域の放射線利用・放射線防護における看護師の役割

　放射線診断・放射線治療では，人体への放射線の照射，あるいは，放射性物質（放射性医薬品）投与が，計画的，意図的に行われる。「診療放射線技師法」第24条において，診療の目的で，人体に放射線を照射することができるのは医師・歯科医師・診療放射線技師に限定されており，看護職が患者や被験者（治験などの場合），健康診断の受診者などに，直接，放射線を照射すること，放射性医薬品を投与する機会（医師・歯科医師の指示があった場合は，診療の補助行為として放射性医薬品の投与が行われる）はない。看護師の役割は，放射線診療において，患者・患者家族が安心して診断・治療を受けられる状況を提供し，支援することであり，そのためには以下のスキルを身につける必要がある。

①放射線診断・治療の必要性と，診療行為の概要，起こり得る有害事象（副作用，とくに放射線治療の場合）を，患者や家族に分かりやすく説明できること。

②放射線診療（放射線治療やIVRなど）を受けた患者の有害事象を早期に発見し，重症化防止のための適切な対応ができること。

③放射線，放射線被ばく，放射線の健康影響などに対して不安を持つ患者・患者家族の相談などに対応できること。

　放射線診療に限らず，医療におけるインフォームドコンセント（IC：説明と同意）が不可欠な時代を迎えており，放射線診療の際に，患者に「同意書」の記載を求める医療機関が増加している。医療行為の選択に当たっては，患者や患者家族と医療関係者が話し合って，診療行為を決定していく共同意思決定（SDM：Shared Decision Making）が進みつつある。放射線診療においてSDMを実行していくためには，患者と最も近い距離にある看護師は，患者・患者家族が放射線診療について理解し，診療行為の決定に参画できるように分かりやすく説明（医療法第1条の4）できる能力が必要とされる。

2-5　原子力・放射線事故の際の看護師の役割

　地域住民にも健康影響等が波及する大規模災害が発生した場合には，国及び現地に災害対策本部が設置され，組織的な対応がとられる。放射線や放射性物質は，存在そのものを人の五感で，直接感知することができないため，どんなに大規模な事故であっても，事故の時間的・位置的な広がり・規模などを実感することができないのが原子力・放射線事故の特徴である。

　しかし，放射線及び放射性物質のモニタリングによってその存在や量を正確に把握することが可能である。原子力災害の際には，災害対策本部から発出されるモニタリング情報や原

表2.3　原子力災害時の看護職の役割

災害発生後の時期	放射線に関連した事項
緊急時被ばく状況	・被災住民の健康状態のアセスメント ・避難住民の身体汚染の除去 ・被災者などの健康影響に対する不安への対応 ・安定ヨウ素剤の服用支援 ・被ばく医療
現存被ばく状況	・被災住民に対する健康管理 ・防災関係者の健康管理 ・被災者などの健康影響に対する不安への対応
計画被ばく状況	・被災住民に対する長期的な健康管理 ・放射線業務従事者の健康管理 ・被災者などの健康影響に対する不安への対応

子炉状況が極めて重要となるため，災害救助に係る全ての人々は災害対策本部の指揮の下で迅速にかつ適切に活動しなければならない。原子力・放射線事故の際のさまざまな措置は，事故後の時間的経過（緊急時被ばく状況，現存被ばく状況（復興期））で異なる。看護職は，災害対策本部から発出される情報を基に，保健医療の専門職として，被災住民などへの個別の対応をとっていく必要がある。原子力災害発生時に，看護職に求められる役割を**表2.3**に示す。

　原子力災害に関しては，平常時から国，地方自治体，事業者が協働した原子力防災訓練が実施されている。原子力発電所の立地県，隣接県等の看護職は，防災訓練にも積極的に参加し，災害時に看護職に求められている役割を認識し，適切な対応ができるようにして日頃から準備しておく必要がある。

　大規模な原子力災害が発生した場合でも，被災住民などには放射線の健康影響（組織反応）が発生しないように，さまざまな防災措置（コラム6参照）がとられる。被災住民への相談，支援，健康状態のアセスメントに当たっては，被災住民のニーズを的確に判断し，放射線の健康影響に関するデータなどを活用した適切な対応ができる能力が求められる。事故に

コラム6　原子力災害に対する防災措置

緊急時被ばく状況	立入制限，屋内退避，避難，飲食物の摂取制限，食品の出荷制限，安定ヨウ素剤の投与など
現存被ばく状況	立入制限，避難，飲食物の摂取制限，汚染土壌の除染，移転など

1章
2章
3章
4章
5章
6章
7章
8章
9章
10章
11章
12章
演習1
演習2
演習3
演習4
演習5
演習6
演習7
演習8
GW

コラム7　原子力災害に対する医療体制

2011年の東京電力福島第一原子力発電所の事故を契機に，**原子力災害**に対する医療体制が強化された。

①原子力災害拠点病院：被災地域の原子力災害医療の中心となって機能する医療機関

②原子力災害医療協力機関：立地道府県などや原子力災害拠点病院が行う原子力災害対策へ協力する機関

③基幹高度被ばく医療支援センター：高度被ばく医療支援センターとしての役割，α核種を含む内部被ばくの個人線量評価など，高度被ばく医療支援センターに所属する医療スタッフ，専門技術者などを対象とした教育研修，原子力災害医療に関する研修情報などの一元管理などを担当【量子科学技術研究開発機構】

④高度被ばく医療支援センター：原子力災害拠点病院では対応できない高度専門的な診療，原子力災害拠点病院などへの医療支援など【弘前大学，福島県立医科大学，量子科学技術研究開発機構，広島大学，長崎大学】

⑤原子力災害医療・総合支援センター：原子力災害医療派遣チームを有し，原子力災害医療派遣など【弘前大学，福島県立医科大学，広島大学，長崎大学】

(2021年1月現在)

伴う食品や，被災者などに対する風評被害をなくすためにも，看護職の係わりが期待されている。

　放射線被ばくに伴う医療処置が必要とされる被災患者への迅速な対応を行うために，2011年の東京電力福島第一原子力発電所事故を契機に，原子力災害時の医療体制が強化され，平常時から医療スタッフを対象にした教育・訓練，ネットワークを通しての情報交換・情報の一元化が図られている（コラム7）。

　また，各都道府県は，「国民保護法」に基づく核攻撃に対する防災計画などを立案する必要がある。原子力災害計画の検討の際には，看護職の職能団体（各県の看護協会など）は防災計画の立案の段階から係わっていくことが必要と思われる。

2-6　放射線防護に関する基本的事項

(1) 放射線利用における放射線防護の目標

　放射線は人々に健康上のリスクをもたらす要因のひとつである。放射線利用に伴う被ばくを完全に避けることができないことから，被ばくの低減を図るための放射線防護方策が放射

線利用において不可欠とされる。放射線防護の目標は，放射線利用に伴い被ばくする全ての人々の健康影響をコントロール（組織反応の発生を防止し，確率的影響の発生を人々に受け入れられるレベルに制限する）することである。

(2)「行為の正当化」「防護の最適化」「線量限度」

「行為の正当化」，**「防護の最適化」**，**「線量限度」**の3つの放射線防護の基本方針のもとで放射線利用が進められる（**4章・図4.1**）。リスクを上回る便益がある場合や放射線利用以外の有効な代替手段がない場合に放射線利用が「正当化」される（行為の正当化）。正当化された放射線利用（行為）に当たっては，被ばくする機会，人数，個人の線量を最適なレベルに制限するための防護手段を講じる（防護の最適化）。

　計画被ばく状況においては，個人の被ばく線量は，規定された限度（線量限度）を超えないこと（線量限度の遵守）が求められる。ただし，医療被ばくに対しては「線量限度」は適用されない。緊急時被ばく状況と現存被ばく状況においては，線量限度ではなく，参考レベルと呼ばれる線量や放射性物質の濃度が放射線防護の最適化に活用される。医療被ばくに対しては放射線診断が適切に行われているかどうかの目安の一つとして，診療内容に対応した診断参考レベルが利用される。

(3)「被ばく状況」の区分

　被ばくする状況に応じた放射線防護方策を立案するために，被ばくする可能性のある状況を，「計画被ばく状況」「緊急時被ばく状況」「現存被ばく状況」に区分する（コラム8）。
　①計画被ばく状況：放射線や放射性物質を利用するために，計画的に防護手段を立案し，その計画に沿って放射線防護・安全方策が講じられる状況である。
　②緊急時被ばく状況：予期しなかった事故が発生し，緊急的な対応が必要とされる状況である。
　③現存被ばく状況：放射線防護方策を立案する際に，既に被ばく源（放射線や放射性物質）が存在している状況である。原子力・放射線施設の事故などにより環境中に放出された放射性物質の処理・処分の検討や自然放射線のレベルが特に高い地域などへの対応がある。自然放射線のレベルが特に高い状況や，事故後も放射性物質が環境中に残存している状況である。

1章
2章
3章
4章
5章
6章
7章
8章
9章
10章
11章
12章
演習1
演習2
演習3
演習4
演習5
演習6
演習7
演習8
GW

> **コラム 8　計画被ばく状況，緊急時被ばく状況，現存被ばく状況**
>
> ①計画被ばく状況：放射線源をある目的で導入し操業する際に生じる被ばく状況を指す。このタイプの状況では，線源の使用が前提となるため，被ばくを最初から予測して管理することが可能である。
>
> ②緊急時被ばく状況：線源の制御の喪失，または線源の意図的な誤用に起因する被ばく状況であり，被ばくを回避または軽減するために緊急かつ適時の措置を必要とする。
>
> ③現存被ばく状況：現存被ばく状況は，被ばくを管理する決定が下された時にすでに存在する線源に起因する被ばく状況を指す。これらには，自然放射線源（宇宙線，ラドン，及びその他の自然起源の放射性物質）と人工放射線源（過去行われた行為，事故，または放射線事象による長期被ばく）が含まれる。被ばくの特性を明らかにすることが，管理の必要条件である。

(4)「被ばく」の区分

　放射線防護方策を検討する際の対象者に着目して「職業被ばく」「医療被ばく」「公衆被ばく」に区分する。「職業被ばく」は，放射線業務の過程における作業者の被ばくである。「医療被ばく」は，放射線診断や放射線治療による患者の被ばくである。放射線診療を受ける患者を直接介助する家族などの被ばくも医療被ばくに含まれる。「公衆被ばく」は，「職業被ばく」「医療被ばく」以外の被ばくで，放射線を全く取り扱わない医療スタッフの被ばくや，一般の人々の被ばくである。

(5) 線源管理，環境管理，個人管理

　放射線防護手段は，発生源すなわち「線源」を管理することから始まる。線源に対して適切な防護手段が講じられて確実にコントロールされていることを確認するために「環境管理」「個人管理」が行われる。環境管理には，作業環境（管理区域）と一般環境（管理区域以外の場所）が含まれる。計画被ばく状況下で，個人管理の対象とされるのは，放射線業務従事者（職業被ばくの対象者）のみである。

2-7 放射線診断・治療の「正当化」「最適化」と看護職の役割

「職業被ばく」や「公衆被ばく」に対して規定されている「線量限度」は，「医療被ばく」には適用されない。したがって，医療被ばくを低減していくためには，「正当化の判断」（適用の判断）と，「防護の最適化」が極めて重要となる。

「正当化」の判断，すなわち放射線診療を行うか否か（適用）の判断は，医師・歯科医師によって行われているのが現状である。防護の最適化，すなわち診療の効果を損なわないで患者の被ばく線量を低減するための方策（適切な撮影枚数の選択，透視時間のコントロール，患者の体格に合わせた適切な照射条件の選択，放射性医薬品の投与量など）は，医師，歯科医師及び診療放射線技師によって行われる。

日常診療の中で，患者の病態の変化を詳細にアセスメントし，患者に関する情報を入手できる身近な存在が看護職である。個々の患者の病態等を，医師，歯科医師及び診療放射線技師に情報提供し，「正当化」の判断や防護の「最適化」に反映させていくことが看護職の役割でもある。

コラム 9 · NORM (Naturally Occurring Radioactive Materials)と放射線防護

放射線防護の対象は，人工的な放射線・放射性物質とされてきたが，自然放射線・放射性物質（**NORM**）も，被ばくがコントロール可能な場合には，放射線防護の対象とするという方針の下で，坑内などにおけるラドンの被ばくを伴う作業，有意な量の天然放射性物質を含む鉱石などを取り扱う作業，航空機乗務員などに対する放射線防護のあり方が検討されている。ウランを取り出した後の産業残渣などのように人為的に濃度が高められた天然放射性物質（TENORM：Technologically Enhanced NORM）も対象とされている。

「航空機乗務員に対する宇宙線被ばく管理」のガイドライン（航空事業者が自主的に取り組むべき事項）がある。ガイドラインでは，①航空機乗務員の被ばく線量管理については，年間5 mSvの管理目標値を設定し，乗務員各個人の被ばく線量を抑える努力を行うこと，②宇宙線による被ばく線量評価は，計算によること，③航空乗務員が安心して業務に専念できるように宇宙線被ばくに関する知識を正しく理解するために教育をおこなうこと，特に，女性の航空機乗務員に対しては，胎児への放射線影響についての教育を行うことが明記されている。

コラム 10 ● 原子力発電の仕組み

　原子力発電は，原子炉の中でウラン（ウラン−235）を核分裂させ，その際に発生する熱を利用して蒸気をつくり，この蒸気でタービンを回し発電する。原子炉内では，ウランの核分裂の際に生じる高速の中性子を水や黒鉛などの減速材を用いて熱中性子（ウランの核分裂を起こす中性子）に変え，ウランの核分裂の数をコントロールしながら，核分裂を連続して起こし（連鎖反応），一定の出力が確保できるようにして運転している。

　中性子の減速材や炉心から熱を取り出す冷却材などの種類によって，「軽水炉」「重水炉」「黒鉛炉」「高速増殖炉」などがある。日本の原子力発電所では，「軽水炉」が採用されている。軽水炉では，燃料として濃縮ウラン（ウラン−235）を用い，軽水（普通の水）を減速材及び冷却材として利用している。蒸気を発生させる仕組みの違いによって沸騰水型炉（BWR）と加圧水型炉（PWR）の2種類に分けられている。1986年に事故を起こしたチェルノブイリ原子力発電所の原子炉は，減速材として黒鉛，冷却材として軽水を用いた黒鉛冷却沸騰水型原子炉であった。2011年の東京電力福島第一原子力発電所の事故では，津波により電源が喪失し，冷却材が供給されなくなり，全燃料が燃料被覆管から露出しメルトダウン（炉心溶融）に至った。

コラム 11 ● 日本の電力エネルギー

　日本の電力は，火力（石油，LNG，石炭など），水力，原子力発電によってまかなわれている。日本のエネルギー自給率は11.8％（2018）であり，エネルギー資源の海外依存度が高く，多くのエネルギー資源を輸入に頼っており，国際情勢の影響をもろに受ける。また，地球温暖化対策のための温室効果ガス削減は世界的な課題となっており，化石燃料の使用は多くの温室効果ガスを排出することから，環境問題に密接に関係する。化石燃料の中では比較的クリーンな天然ガス（LNG）利用の増加，火力発電の高効率化による温室効果ガス低減などの努力が進められているが，2011年の東京電力福島第一原子力発電所の事故以降，化石燃料の利用が増えることによって，温室効果ガスの排出量が増加している。

①徹底的な省エネの推進
②再生可能エネルギー（太陽光発電，風力発電など）の導入増によるエネルギー自給率のアップと温室効果ガス削減
③エネルギー選択（ベストミックス）

などの，電力の安定供給を継続していくためのエネルギー政策が期待される。

1 章
2 章
3 章
4 章
5 章
6 章
7 章
8 章
9 章
10 章
11 章
12 章
演習 1
演習 2
演習 3
演習 4
演習 5
演習 6
演習 7
演習 8
GW

Essence

放射線診断は放射線の「透過作用」を利用した画像診断技術で，臨床現場，人間ドック，健康診断などで幅広く実施されており，日本人にとって最も身近な放射線利用である。非観血的に，体内の病態を画像化して観察・診断できるために，患者への侵襲・負担が少なくてすむことが大きな特徴である。新しい診断機器・技術の開発が進み，鮮明・微細な画像が入手でき，患者の被ばく線量（医療被ばく）の軽減も図られている。

放射線診断には，体外からX線を照射して身体内の病態を観察する「X線診断」と，放射性医薬品を内服，静注，吸気などを通して人体に直接投与し，放射性医薬品から放出されるγ線を体外の撮像機器（ガンマカメラなど）で画像化し診断する「核医学診断」がある。

X線を透視しながら検査と治療を同時に行うIVR（インターベンショナルラジオロジー：画像下治療）が放射線科以外の多くの診療科において手術などに代わる手段として汎用されている。

放射線治療は，放射線の「電離作用」を利用して腫瘍細胞を死滅させることを目的に，がん治療の一つとして実施されている。外科療法などと異なり，臓器の形態，機能を温存したままの状態で治療ができる。がん細胞を死滅させると同時に，腫瘍周辺の正常組織（細胞）も損傷を受けるので，周辺臓器・組織の線量を極力減少させ，がん病巣に線量を集中するための技術開発が進められている。放射線治療は，①X線，電子線，γ線，陽子線，重粒子線，中性子線を体外から照射して治療する方法（体外照射治療），②放射性物質を針状・粒状などの容器に密封状態（密封線源）にし，前立腺や舌などの組織内に刺入，子宮や食道などの体腔内に挿入して治療する方法（密封小線源治療），③放射性医薬品を人体に投与して行う治療（核医学治療（RI内用療法））がある。がんに伴う症状（疼痛や出血など）を緩和するための緩和療法としての放射線治療も行われている。

3-1　放射線診断

　放射線診断は，放射線の透過作用（人体や物質を通り抜ける力：透過力）を利用して行われる診断であり，X線診断と核医学診断に大別される。

（1）X線診断

　X線発生装置から発生させたX線の透過力（物体を通過する力）が，空気（肺），実質臓器，骨，腫瘍などによって異なることを利用し，コンピュータ技術を活用して作成した画像を基に診断を行う。

　画像のコントラストをより鮮明にするために，血管内や消化管内に，原子番号の大きいヨウ素，バリウムなどの物質を造影剤として投与して診断を行う診断を「造影検査」という。

コラム 12　X線診断と造影剤

　放射線を利用した画像診断では，放射線の透過率が物質により異なることを利用して，コントラストの鮮明な画像を得るために造影剤を投与する。血管造影や造影CTの際の造影剤としては，原子番号が大きく副作用の少ないヨウ素（原子番号53）が用いられる。造影剤注入時に熱感を感じることがある。造影剤の副作用として，吐き気，嘔吐，掻痒感，発疹が出現する場合がある。造影検査を行う際には，アレルギー歴，造影剤による副作用歴の聴取が不可欠である。

　上部消化管検査，注腸造影検査などの際に，消化管内に投与される造影剤は，バリウム（陽性造影剤：原子番号56）と炭酸ガスあるいは空気（陰性造影剤）である。

　MRI検査（磁気を利用したもので放射線を利用した検査ではない）の際に用いる造影剤は，ガドリニウム（原子番号64）である。

（2）X線撮影とX線透視

　X線を短時間で照射し静止画像を作成する「撮影」と，X線を持続的に照射し，臓器の動きや血管の状況などの画像を観察しながら診療を行う「透視」がある。

　「撮影」ではX線を人体の一方向（身体の前面，後面，斜め方向など）から入射させ静止画像を撮像する方法と，CT（Computed Tomography：コンピュータ断層撮影）のように，X線管球を人体の周囲360度回転させて，コンピュータにより人体の断面像などを撮像する方法とがある。

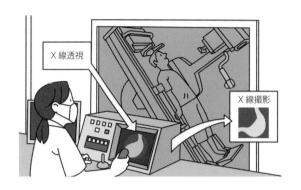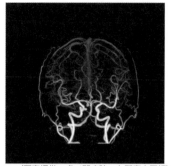

（写真提供：虎ノ門病院　丸野廣大医師）

図3.1　X線による検査（左）と脳血管のX線3次元造影像（右）

出典：「改訂版　よくわかる放射線・アイソトープの安全取扱い（日本アイソトープ協会）」

透視検査には，血管造影検査や上部・下部消化管検査などがある。

X線透視下で，内視鏡を使って臓器内にカテーテルを挿入し，造影剤などを注入して臓器・組織の造影検査（例えば，内視鏡的逆行性胆管膵管造影：ERCP）も行われている。

(3) 主なX線診断

①単純X線撮影

X線を，人体の前後方向（A-P：Anterior-Posterior），後前方向（P-A），斜位方（Oblique），横方向（Lateral）などから入射させ静止画像を撮像する方法である。頭部，頭頸部，胸部，腹部，骨盤，四肢などの撮影が行われている。

日本では，胸部X線撮影は，労働安全衛生法，感染症法，学校保健安全法などに規定された定期健康診断の一項目となっており，間接撮影法（人体を透過した放射線で蛍光面に結像させ，この像をカメラで撮影する方法。フィルム上に縮小された画像（$10 \times 10 \ cm^2$）を用いて診断する）により行われる場合がある。

②マンモグラフィ

乳がんのスクリーニング検査としてがん検診などでも利用されている。専用のX線撮影装置（X線管球にかける電圧が他の部位の撮影に比べて低い（25 ～ 35 kV））を用いて乳房を圧迫しながら撮影する。微細石灰化，高濃度の腫瘤像などの乳がんの特徴的な像が得られる。

③CT（Computed Tomography：コンピュータ断層撮影）検査

X線管球を身体の全周360度回転させ，管球の反対方向に配置された検出器で身体の横

断面（輪切り）のデータを収集し，コンピュータにより断層画像を再構成し診断する方法である。細いスライス幅（例えば0.5 mm幅）で同時に複数のスライス（例えば64スライスなど）のデータを入手できるマルチスライスCT，螺旋状に回転させるヘリカルCTや動きの早い大血管の撮像が可能な電子走査型CTなどが利用されている。造影剤を使わないで行う「単純CT検査」と，造影剤（ヨウ素造影剤：コラム12参照）を静注して検査する「造影CT検査」を組み合わせて実施する場合が多い。

④血管造影検査（Angiography）

下肢や上腕の動脈からカテーテルを挿入し，目的とする血管に到達させた後に造影剤を注入し，血管の狭窄，梗塞，腫瘍の状況などを診断する。冠動脈造影検査，脳血管造影検査，腹部血管造影検査などが行われている。血管造影検査と狭窄した血管の拡張や腫瘍の栄養血管を栓塞する治療などが同時に行われており，これをIVRという。

⑤上部消化管X線造影検査（バリウム検査）

検査直前に造影剤として炭酸ガスの発泡剤及びバリウム（透過率の異なる二つの造影剤を用いることから二重造影法という）を服用し，X線を透視しながら食道から胃・十二指腸までの上部消化管の観察・診断（食道がん，胃がん，胃・十二指腸潰瘍など）を行う。検査中に患者の身体を動かし，服用したバリウムが胃の内壁にまんべんなく行き渡るようにして観察し，必要な部位の撮影が行われる。

⑥下部消化管X線造影検査（注腸造影検査）

肛門からバリウム，空気を注入し，X線透視を行いながら直腸，結腸の観察・診断（大腸がん，大腸ポリープ，クローン病，潰瘍性大腸炎，大腸憩室など）を行う。腸の動きを抑えて鮮明な画像を得るために，検査直前に抗コリン剤薬の筋注を行う。

⑦骨密度検査（DEXA法）

2種類のエネルギーの異なるX線を照射し，透過率の差を利用して骨密度を測定する。骨粗鬆症による骨折の多発部位である腰椎と大腿骨頸部で測定する。

3-2　核医学検査

放射性医薬品を人体に投与して行う検査を**核医学検査**という。

(1) シンチグラフィ（Scintigraphy），SPECT

放射性物質で標識した医薬品（放射性医薬品）を人体に投与し，臓器・組織に沈着した放射性医薬品から放出されるγ線を体外のガンマカメラで撮像し，得られた分布画像を用いて

診断する方法（**インビボ核医学検査**）である。投与される放射性医薬品は，放射性医薬品毎に特定の臓器，組織あるいは細胞に選択的に分布（標識物質の化学的な特性に依存する）するので，臓器・組織の生理・生化学的な機能を検査することができる。検出器を360度回転させて得たデータで，断面画像を入手するSPECT（Single Photon Emission Computed Tomography）も利用されている（**図3.2**）。

　標識する放射性元素（核種）は物理的な半減期（1章参照）が短いテクネチウム−99mやヨウ素−123などが使われる。

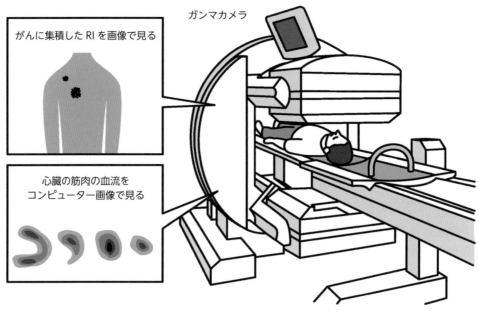

図3.2　SPECT

出典：「改訂版　よくわかる放射線・アイソトープの安全取扱い（日本アイソトープ協会）」

> **コラム**
> **13** ● **インビトロ核医学検査**
>
> 　放射性医薬品を使って，患者の血液や尿中の微量のホルモンの測定，各種の腫瘍マーカなどの測定が行われる。これを**インビトロ核医学検査**という。インビトロ核医学検査は，患者の体内に放射性医薬品を投与することはないので，患者の被ばくは伴わない。インビトロ核医学検査に対して，患者の体内に放射性医薬品を投与して診断を行う核医学検査をインビボ核医学検査という。

1章
2章
3章
4章
5章
6章
7章
8章
9章
10章
11章
12章
演習1
演習2
演習3
演習4
演習5
演習6
演習7
演習8
GW

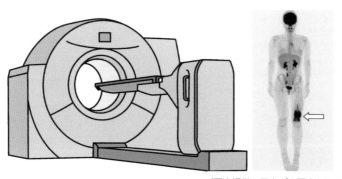

（写真提供：国立がん研究センター）

図3.3　PET

出典：「改訂版　よくわかる放射線・アイソトープの安全取扱い（日本アイソトープ協会）」

(2) PET（Positron Emission Tomography：陽電子放出断層撮影）

　陽電子を放出する放射性物質（ポジトロン核種：現在使われているPET用の放射性物質は炭素－11（C－11），窒素－13（N－13），酸素－15（O－15），フッ素－18（F－18）など）で標識された放射性医薬品から放出される陽電子が，周囲の電子（マイナスの電荷）と結合して消滅する際に，180度方向に同時に放出される511 keVの2本のγ線（消滅放射線という）を，体外に対向して配置された検出器で検出し，コンピュータにより撮像する検査法であり，核医学検査の一つである（**図3.3**）。

　がん細胞や活動の活発な脳細胞などは，エネルギー源としてのブドウ糖を大量（通常の細胞の3～8倍）に取り込むことを利用して，放射性フッ素で標識したブドウ糖類似体（^{18}F－FDG：フルオロデオキシグルコース）を静注して画像を作成し，診断を行う。悪性度が高いがん細胞ほどブドウ糖を多く取り込むために，分布画像から悪性度の判断も可能である。CT画像とPET画像と重ね合わせ（PET/CT），がんの位置とその範囲を正確に判断することができる。全身を撮像するので，がんの転移の判断に利用されている。

3-3　IVR（Interventional Radiology）

　X線透視下で行う血管造影透視検査やCTなどの画像で病巣部を確認しながら治療を行う方法で，「**画像下治療**」と日本語訳されている。外科治療に比べて施行時間が短く，侵襲が少なく患者への負担が小さいこと，治療効果をリアルタイムで判断できることなどの利点が多く，多くの診療科で汎用されている（**図3.4**）。

　大腿部あるいは上腕部などの動脈からカテーテルを挿入し病巣部に到達させ，造影剤を挿入し，病巣部の状態を観察しながら治療を行う方法（血管系IVR）と，臓器に直接，針などを穿刺して行う方法（非血管系IVR）とがある。

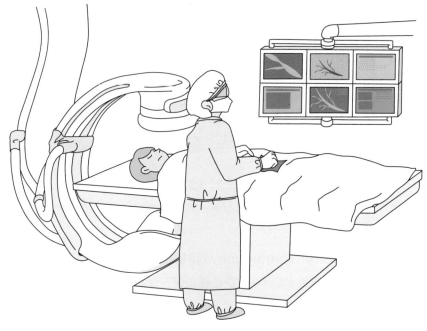

図3.4　IVR

（1）血管系IVR

　下肢動脈や上腕動脈などからカテーテルを挿入し，病巣部まで到達させたカテーテルから造影剤を挿入し，腫瘍や血管の状態（狭窄，梗塞など）を観察し，治療を行う方法である。

①経皮的血管形成術（PTA）：血管の狭窄部にバルーンカテーテルを挿入し，血管を拡張させステントを留置し正常な血流を確保する。

②経カテーテル的動脈塞栓術（TAE）：腫瘍の血管や出血の原因となっている血管を塞栓する。

③肝動脈化学塞栓療法（TACE）：腫瘍の栄養血管を塞栓し腫瘍への血流を遮断することにより腫瘍細胞を壊死させる。さらに，塞栓した血管の末梢に抗がん剤を注入する。

④脳動脈瘤に金属製のコイルをつめ破裂を防止する。

⑤大動脈瘤に対するステントグラフトを挿入する。

⑥急性期虚血性脳卒中に対して血栓溶解療法を施行する。

⑦カテーテルアブレーション治療：アブレーション治療用のカテーテルを，下肢動脈から心臓に挿入し，カテーテル先端から高周波電流を流して焼灼し，不整脈を治療する。

⑧中心静脈カテーテル留置，ポート留置，末梢挿入型中心静脈カテーテル（PICC：Peripherally Inserted Central Venous Catheter）の留置

（2）非血管系IVR

血管を介さずに直接，病変部に穿刺して治療する方法である。

①経皮的ラジオ波焼灼療法（RFA：Radiofrequency Ablation）

肝臓の腫瘍に対して，超音波で観察しながら，電極針を皮膚を通して腫瘍の中心に挿入し，ラジオ波の熱作用を利用して腫瘍を消滅させる。

②経皮経肝胆管ドレナージ法（PTCD：Percutaneous Transhepatic Cholangio Drainage）

胆管結石や胆管がんなどにより胆管が閉塞して閉塞性黄疸になった時に胆汁をドレナージする。

③経皮的椎体形成術（BKP：Baloon Kypoplasty）

脊椎圧迫骨折の疼痛の除痛を目的として，X線透視下で椎体の中にバルーンを挿入し骨セメントを充填し，骨折した椎体を固定する治療法である。

3-4　放射線診断における放射線防護

（1）患者の被ばく線量（医療被ばく線量）

放射線診断の種類・手技，患者の病態，年齢，体格などによって，患者の被ばく線量は異なり，撮影の場合は撮影枚数，透視の場合は透視時間の増加に伴い患者の被ばく線量は増加する。とくに，血管造影検査やIVRなど透視時間が長くなる可能性の大きい診療の場合は患者の被ばく線量と同時に職業被ばくに対する配慮も必要である。

医療被ばくに関しては，職業被ばく及び公衆被ばくに対して規定されている被ばく線量の上限値（線量限度）を設定することはできない。これは，必要とされる検査などは患者の病態によって異なり，線量限度によって必要な検査などを制限することになってはならないからである。このため，医療被ばくの防護に関しては，診断行為の適用（正当化の判断）及び，患者の被ばく線量の適正化（防護の最適化：診断に必要な情報を入手するための最適な線量などの選択）が強く求められる。適用の判断に当たっては，患者への「説明と同意：IC」「共同意思決定（SDM：Shared Decision Making）」など患者の意思を尊重することが求められる。放射線診断に伴う医療被ばく線量の適正化を図るための手段の一つとして，**表3.1**及び**3.2**に示す放射線診断，核医学診断に対する「**診断参考レベル**（DRLs 2020）」が，提示されている。

透視を伴うX線診断，IVRの際の装置基準透視線量率（DRLs 2020）として17 mGy/分（入射表面線量率）が提示されている。

表3.1　X線単純撮影の診断参考レベル（Japan DRLs 2020 から抜粋）

検査の種類	診断参考レベル（入射表面線量, mGy）
胸部正面（100 kV 以上）	0.3
検診胸部正面（100 kV 以上）	0.2
乳児／小児　胸部	0.2
頸椎正面	0.8
腰椎正面	3.5
腰椎側面	9.0
骨盤正面	2.5
乳児股関節（0 〜 1 歳）	0.2
マンモグラフィ *	2.4

* 乳腺の平均線量

CT の診断参考レベル（Japan DRLs 2020 から抜粋）

検査の種類	CTDIvol（mGy）*	DLP（mGy・cm）**
頭部	77	1350
胸部 1 相	13	510
胸部〜骨盤 1 相	16	1200
上腹部〜骨盤 1 相	18	880
小児（1 〜 5 歳）頭部	40	660
小児（1 〜 5 歳）胸部	8	190
小児（1 〜 5 歳）腹部	12	380

* CTDIvol（Computed Tomography Dose Index）：X線発生器を一回転した時に，線量測定のためにベッドに置いた人体模型（ファントム：患者の吸収線量と考えることができる）が受ける線量
** DLP（Dose Length Product）：CTDI にスキャンする軸方向の長さ（cm）を掛け合わせた量

表3.2　核医学検査の診断参考レベル（成人）（Japan DRLs 2020 から抜粋）

製　剤	投与量（MBq）
骨：テクネチウム 99m − MDP	950
骨：テクネチウム 99m − HMDP	950
心筋血流：テクネチウム 99m−テトロフォスミン	1200
脳血流：ヨウ素 123 − IMP	270
脳血流：テクネチウム 99m − ECD	1100
腫瘍：ガリウム 67−クエン酸ガリウム	120
甲状腺摂取率：ヨウ素−123　ヨウ化ナトリウム	10
心筋血流：タリウム 201 − 塩化タリウム	120
腫瘍ブドウ糖代謝：フッ素 18 − FDG	4（体重 kg 当たり）

（2）職業被ばくに対する放射線防護

　X 線診断，特に透視を伴う検査の場合には，患者の身体からの散乱線による医療スタッフの被ばくが問題になる。医療スタッフ自身が，①時間，②距離，③遮へいの外部被ばくに対する防護の基本を遵守し，自らの被ばくを低減する努力が必要とされる。透視の際に医療スタッフの身体の一部，とくに手指が照射野に入っている場合も見受けられる。照射野に入った部位は 1 分間当たり 17 mGy 程度（Japan DRLs 2020）の被ばく線量になる可能性があり，透視時間が長くなれば医療スタッフの皮膚の線量限度「500 mSv/ 年」を超える可能性もある。照射野を適切に絞るなどの工夫をし，医療スタッフの身体の一部が照射野に入らないように十分注意する必要がある。また，患者からの散乱線による医療スタッフの眼の水晶体の等価線量限度「100 mSv/5 年間及び 50 mSv/1 年間」を超えないよう，透視中の医療スタッフ自身の頭部の位置にも配慮が必要である。看護師が，診断中の患者の身体の保定をする場合には，X 線発生器の位置を確認し，立ち位置を工夫することにより被ばく線量の低減化に努める。

　なお，水晶体の等価線量限度は，白内障のしきい線量が 500 mGy に引き下げられたために，放射線防護関係法令の改正（2021 年 4 月 1 日施行）で従来の等価線量限度（150 mSv/ 年）が変更になった。

（3）公衆被ばく

　放射線診断などに伴う一般の人々の被ばく（**公衆被ばく**）の機会をなくすために，放射線発生装置などの使用場所を管理区域に限定している（詳細は，11 章参照）。

　診断のために放射性医薬品を投与された患者は，放射性医薬品の半減期により患者の身体からなくなるまで，周囲の人々に被ばく（公衆被ばく）をもたらす可能性がある。インビボ核医学検査を受けた患者周辺の空間線量率を**表3.3**に示す。

表3.3　インビボ核医学検査を受けた患者周辺の空間線量率

検査	放射性医薬品	投与量 (MBq)	線量率（MBq 当たりの nGy/h）					
			投与直後			投与 2 時間後		
			接触	0.3 m	1 m	接触	0.3 m	1 m
骨	テクネチウム−99m-MDP	150 〜 600	27	13	4	13	7	2
肝	テクネチウム−99m−コロイド	10 〜 250	27	13	4	20	10	3
血液	テクネチウム−99m−RBC	550 〜 740	27	13	4	20	10	3
心臓	タリウム−201	50 〜 110	36	18	6	36	18	6

ICRP Publ.52 及び 68 付録

コラム
14 診断参考レベル

　放射線診断の際の患者の被ばく線量の「最適化」の判断のために，「診断参考レベル」が提案されている。診断参考レベルは，放射線診断の品質管理のための数値で，各国の状況に応じて，世界的に用いられている。日本では放射線関連学会が，全国調査の結果を踏まえて提案した値がある。調査対象施設の75％がその値以下で検査を行っている数値を，診断参考レベルとして設定している。診断参考レベルを超えている場合は，診断参考レベル以下になるように努める必要がある。全国調査は定期的に行われており，実態調査の結果を基に診断参考レベルが提示されるので，数値は変更される。

　診断参考レベルは，本来は，放射線診断の品質管理（標準化など）のために用いる目安となる線量であり，放射線診断に当たってはこのレベルを超えないような手段を取ることが求められる。臨床の場で，看護職が患者から，放射線診断の際の被ばく線量などを質問された場合には，診断参考レベルを用い，患者に説明することも一案である。75％の医療施設は，診断参考レベル（線量または投与量）以下になるように診療が行われているので，患者の実際の被ばく線量が，診断参考レベル（入射表面の線量で示されている場合には，臓器の線量は診断参考レベルよりも低くなる）を超える可能性は小さく，説明に当たっては安全側の数値であると考えて差し支えない。

3-5　放射線治療

(1) 放射線治療の特徴

　放射線治療は，外科療法，化学療法などと並ぶ，がん治療法の選択肢の一つである。放射線の電離作用を利用してがん細胞を死滅させる治療法である。究極の放射線治療は「病巣部（がん）」のみに放射線が照射され，周辺の正常組織・臓器の被ばく（副作用としての有害事象の発生）を伴わないことである。CTやMRIなどの画像診断技術，コンピュータ技術，治療機器の開発により，がん組織に線量を集中させ，腫瘍周辺の正常細胞の損傷を極力低下させる治療技術の開発がすすめられている。①臓器を切らずにがん病巣の治療が行われるために臓器の形態と機能が保たれる，②治療に伴う疼痛などがなく患者の負担が少ない，③局所療法であるため副作用が少ない，④治療は1〜2か月（治療期間の短縮を図る技術開発が行われている）で終了する，などの特徴がある。

　放射線治療単独で行われる場合もあるが，がんの病態，患者の症状などを考慮して，複数の治療法（外科療法，化学療法など）を組み合わせた集学療法として行われる場合も多い。

（2）がん細胞と放射線

　放射線の電離作用による細胞を死滅させる（細胞死）効果を利用して治療が行われる。放射線による細胞死は，細胞分裂を繰り返している細胞（細胞周期が短い），未分化な細胞ほど起こりやすい（放射線感受性が高い）。短い細胞周期で，増殖を繰り返しているがん細胞は，正常細胞に比べて放射線による細胞死の効果が大きい（放射線感受性が高い）。また，細胞は，放射線によって生じたDNA切断などの損傷を修復する機能を持っているが，細胞周期の短いがん細胞の損傷からの修復・回復する機能は正常細胞に比べて低い。がん細胞と正常細胞の放射線感受性，細胞の損傷からの修復能力の違いを活用して，放射線治療による正常細胞の損傷をできるだけ少なくするために，放射線照射は，通常1回当たりの照射線量を2 Gy程度とし，数回〜10数回に分けて行われる（分割照射）。分割照射が行われた場合でも，がん細胞の損傷（細胞死）からの修復能力は小さいために，分割照射の影響を受けることは無く，がん細胞の細胞死は総線量に応じて集積される。周辺の正常組織への被ばく線量を低減化する治療技術の開発により，1回に2 Gy以上の大線量を照射し，分割の回数を減らし，短期間で治療を終了させる治療法（寡分割照射（短期照射））も開発されている。

　腫瘍による放射線感受性は，原発臓器，腫瘍の組織型などによって異なり，一般的に，未分化，低分化型のがんは高分化型のがんに比べて放射線感受性が高い。

（3）放射線治療の種類・方法

　放射線治療は，次の3つに大別する。
　①体外照射法：体外からX線，電子線，γ線，陽子線（水素イオン），重粒子線（主に炭素イオンが使われている），中性子線を照射して行う治療法
　②密封小線源治療：γ線を放出する放射性物質をカプセルなどに密封状態で封入した線源を，組織内（組織内照射：前立腺，舌など）や腔内（腔内照射：子宮，腟，上咽頭，胆道，食道，気管支など）に刺入・挿入して行う治療法。密封線源を一時的に刺入する場合と永久刺入する場合がある。
　③核医学治療（RI内用療法）：放射性医薬品を体内に投与して行う治療法
　放射線治療の概要を**表3.4**に示す。

（4）体外照射法

　体外の放射線発生装置（リニアックなど）から発生させた高エネルギーの放射線（X線，

表3.4 放射線治療と被ばく

	使われる放射線・放射性物質	被ばく／汚染
体外照射法	X線，電子線，γ線 陽子線（水素イオン），重粒子線（主に炭素イオン）	・治療中（照射中）の患者の被ばく（医療被ばく）のみ ・汚染はない
密封小線源治療	イリジウム－192（半減期：73.8日，β線・γ線） ヨウ素－125（半減期：59.4日，γ線・内部転換電子） セシウム－137（半減期：30年，β線・γ線） 金－198（半減期：2.7日，β線・γ線）	・組織内（永久刺入）：密封線源を永久刺入した場合は，半減期で放射性物質がなくなるまで被ばく（医療被ばく及び公衆被ばく）は継続 ・腔内：線源を挿入している時間に生じる患者の被ばくのみ（医療被ばく） ・汚染はない
核医学治療 （RI内用療法）	非密封ヨウ素－131（半減期：8日，β線・γ線）	・半減期により放射性物質がなくなるまで被ばく（医療被ばく及び公衆被ばく）は継続 ・非密封の放射性物質を用いるために，患者が汚染源となる可能性有

電子線，陽子線，重粒子線）やγ線を腫瘍部分に照射し，治療する方法である。

　図3.5に示すように治療に用いる放射線の種類，エネルギーによって，身体内での放射線の深度分布（入射面からの深さによるエネルギーの減衰）が異なるために，腫瘍の位置などを考慮して治療に用いる放射線の種類を使い分けている。

1）高エネルギーのX線，電子線及びγ線を利用した治療法

　リニアック（Linear accelerator：直線加速器）を用いて発生させた高エネルギーのX線や電子線（身体表面から数cm以内の腫瘍に適用）を治療に用いる。

　リニアックから発生するX線や電子線を，多方向から照射し，がん病巣への線量の集中性を高め，周辺の正常組織への被ばく線量を低減するさまざまな照射法が開発されている。

①三次元原体照射（3-Dimensional Conformal Radiation Therapy：3D-CRT）

　コンピュータとCT，MRI，PETなどの画像を使って，がんの大きさや形，部位を特定し，がんと周囲組織を立体的に再現し，がん病巣の形状に合わせて，ビーム（放射線の束）を多方向から照射し，がん病巣への線量の集中性を高め，正常組織への被ばく線量をできるだけ少なくする。

②強度変調放射線治療（Intensity Modulated Radiation Therapy：IMRT）

　3D-CRTは治療計画者が，対象患者に適切と思われる治療を検討するのに対し，IMRTでは，腫瘍へ線量を集中し，周辺臓器への線量を低減する最適な治療計画を，治療計画コンピュータに計算させる。3D-CRTとは逆方向で，治療計画を得る治療法である。また，3D-CRTでは1つのビーム内の放射線の照射量は同じであるが，IMRTではビーム内の

強度を変えられるため，治療の自由度を高めることができ，とくに複雑な形状をした標的（がん病巣）の治療において近接する正常臓器への線量を減じることができる。IMRTを，回転させながら行う強度変調回転放射線治療法（VMAT：Volumetric Modulated Arc Therapy）もある。

③定位放射線治療（Stereotactic Radiation Therapy：SRT）

ピンポイント照射とも呼ばれ，位置精度を高め，病巣に対し多方向から放射線を集中させて照射する方法である。通常の放射線治療と比較し，周囲の正常組織への線量を極力減少させることが可能である。小型のリニアックを搭載した定位照射に特化した装置としてサイバーナイフ（Cyber Knife）がある。1回の照射で腫瘍へ大線量を照射し短期間で治療することができ，高い治療効果が得られる治療法である。1回照射で終わる場合を定位放射線手術（SRS：Stereotactic Radiosurgery）といい，小さな病巣に有効な治療法である。

④ガンマナイフ

γ線を用いた定位放射線治療専用の治療機で行う。多数のコバルト−60線源をヘルメット状の照射ヘッドに半球状に配置し，各コバルト線源から放出されるγ線がヘルメット内の小さな穴を通過することでペンシル状のビームとし，多方向から病巣に高線量の放射線を集中させる治療法である。動静脈奇形，聴神経鞘腫などの脳内の小さな良性病変の治療や転移性脳腫瘍の治療に利用されている。

⑤画像誘導放射線治療（IGRT：Image-Guided Radiation Therapy）

IMRTやSRTなどの高精度放射線治療の補助技術として用いられる。超音波装置，CT，X線透視装置などを用いて照射毎の腫瘍の位置の微妙なずれを補正する。

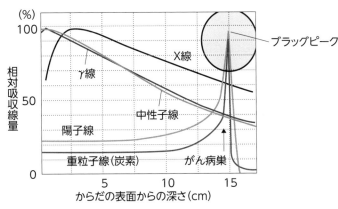

図3.5　放射線の種類と透過力
（陽子線や重粒子線のピークはブラッグピークと呼ばれる）

2) 陽子線, 重粒子線治療

電子 (質量:9.11×10^{-31} kg) に比べて重い質量を持つ陽子 (水素イオン:電子に比べ1840倍の質量), 重粒子 (炭素イオン:電子に比べ22000倍の質量) を加速するための大規模な加速装置が必要になる。陽子はサイクロトロンやシンクロトロン, 重粒子はシンクロトロンを使って加速 (エネルギーを高く) し, がん病巣に集中的に照射する治療法である。陽子線, 重粒子線の特徴である「ブラッグピーク (**図3.5**:最大のエネルギーを放出する部位。線量がピークになる部位が体表面ではなく体内深部にある)」を利用して, 最大線量ががん病巣に集中するように照射することにより, 周囲の正常組織への障害を少なくして治療を行うことができる。

重粒子線治療は, 陽子よりも重い炭素イオンを利用しているために, がん細胞の細胞死効果 (RBE:生物学的効果比で示される) は陽子線の3倍程度大きい。低酸素状況下にある腫瘍や骨肉腫, 悪性黒色腫など病理学的に放射線抵抗性として知られる腫瘍に対して有効とされている。また, ブラッグピークに至るまでのエネルギーの放出が陽子線に比べて少ない (がん病巣に対する線量の集中力が強い)。そのため, 陽子線に比べて, 照射回数 (分割照射の回数) が少なくてすみ, 正常組織への障害も少ない。

3) ホウ素中性子捕捉療法 (BNCT:Boron Neutron Capture Therapy)

ホウ素 (^{10}B:非放射性物質) に熱中性子 (エネルギーの低い中性子) が衝突するとα線 (高LET放射線の一つで飛程 (組織内での飛程:10 μm程度) が短く, がん細胞のみに傷害を与える) を放出してリチウム (^{7}Li:非放射性物質) が生じることを利用して行われる治療法である。がんと親和性のある薬剤にホウ素を結合させたホウ素化合物はがん細胞のみに取り込まれ, 正常細胞には取り込まれないので, がん細胞だけを攻撃することができる。治療には, 熱中性子を発生するための原子炉または加速器が必要である。

(5) 密封小線源治療 (Brachytherapy)

イリジウム−192 (Ir−192), ヨウ素−125 (I−125), セシウム−137 (Cs−137), 金−198 (Au−198) などを管, 針, ワイヤー, 粒状の容器に密封 (密封放射線源) して, がん組織やその周囲組織に直接刺入あるいは挿入して行う治療法である。

前立腺がんや頭頸部がん, 舌がんなどのがん病巣部に密封小線源を刺入する「組織内照射」と, 子宮や食道などの体腔内に密封小線源を挿入する「腔内照射」がある。

主な密封小線源治療を**表3.5**に示す。

従来は, 密封線源による組織内照射や腔内照射では, 線量率の低い線源を術者が直接挿入

してきたが，治療計画コンピュータが進歩したことで，遠隔操作式後充填装置（RALS：Remote Afterloading System）が一般的に用いられている（**図3.6**）。この治療では，線源の留置時間を自由に変化させることで線量分布を調整できることと同時に，遠隔操作で密封小線源をコンピュータ制御で挿入できるため，術者やサポートする医療スタッフの被ばくを避けることができる。

(6) 核医学治療（RI内用療法）

　特定の臓器，組織やがん病巣に特異的に沈着する放射性医薬品を内服，静注により体内に投与し，投与した放射性医薬品から放出される放射線を利用した治療法で，RI内用療法，RI治療などと呼ばれる。甲状腺がん，悪性リンパ腫の腫瘍制御やがんの骨転移による疼痛緩和のために利用されている。β線あるいはα線放出核種で標識した抗体などを用い，患部に線量を効率的に集中させる放射免疫療法，標的アイソトープ治療などの技術が開発されている。放射線治療の概要を**表3.6**に示す。

表3.5　主な密封小線源治療

使用核種	半減期	治療対象	治療方法
ヨウ素−125（I−125）	59.4日	前立腺がん	組織内照射：永久刺入
イリジウム−192（Ir−192）	73.8日	舌がん，子宮がん，食道がん，肺がん（気管支）	組織内照射，腔内照射（リモートアフターローディング装置（RALS）による一時挿入）

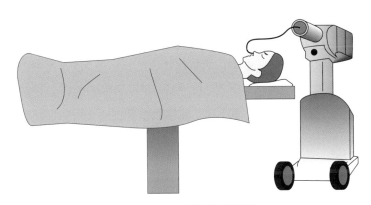

図3.6　RALS

表3.6　放射線治療の概要

体外照射法

利用する放射線	治　療　法
電子線	高エネルギー放射線治療
X線	高エネルギー放射線治療
	三次元原体照射
	強度変調放射線治療
	定位放射線治療（SRT）
	サイバーナイフ
	画像誘導放射線治療
γ線	ガンマナイフ
陽子線	陽子線治療
重粒子線（主に炭素イオン）	重粒子治療
中性子線	ホウ素中性子捕捉療法

密封小線源治療

照　射　方　法	線源の挿入部位
組織内照射	前立腺，舌，口腔，皮膚，乳房など
腔内照射	子宮腔，腟腔，口腔，食道，気管支，直腸など

核医学治療に使用される主な放射性医薬品

核　　種	放射線	半減期	治　療　対　象	投与方法
ヨウ素－131	β線，γ線	8.0日	甲状腺機能亢進症 甲状腺がん及び転移巣	カプセル 内服
イットリウム－90	β線	64時間	低悪性度B細胞性非ホジキンリンパ腫 マントル細胞リンパ腫	静注
ストロンチウム－89	β線	50.6日	骨転移部位の疼痛緩和	静注
ラジウム－223	α線，γ線	11.4日	骨転移のある去勢抵抗性前立腺がん	静注

3-6　放射線治療に伴う副作用

　放射線治療は，がん病巣に放射線を集中して照射することから，抗がん剤のような副作用（有害事象）は比較的少ないとされている。しかし，がん病巣の周辺の正常な臓器・組織の放射線被ばくを完全に避けることは難しく，副作用が発生する可能性がある。

　放射線治療に伴う副作用は，治療期間中あるいは治療終了後の早い時期（1か月以内）に発生する「急性放射線障害」と，治療終了後数か月以降に発生する可能性のある「晩発性放射線障害」がある。

　放射線治療に限らず，治療に伴う副作用の程度（グレード：1〜5）を表す基準をコラムに示す。

1章
2章
3章
4章
5章
6章
7章
8章
9章
10章
11章
12章
演習1
演習2
演習3
演習4
演習5
演習6
演習7
演習8
GW

コラム15　放射線治療に伴う副作用（有害事象）のグレード

　究極（理想）の放射線治療は，標的（がん病巣）に線量を集中させ，がん病巣周辺の正常組織の障害（副作用）を生じさせずに腫瘍病巣を制御することである。

　放射線治療に限らずさまざまな医療行為（服薬治療など）の副作用の程度は，CTCAE（Common Terminology Criteria for Adverse Events）として**表**に示す5段階のグレードで表されている。

　CTCAE（Version 5.0：2017）では，臓器・組織別のグレード毎の病態が示されている。

　放射線治療は，がん病巣を標的とした極めて局所的な照射であり，がん病巣の周辺の臓器・組織に関連した症状が出現する可能性が高い。体外照射治療の場合には，放射線（X線，粒子線など）を皮膚を通して入射させるので，病巣の位置や照射法に応じてさまざまな程度の放射線による皮膚の反応がみられる。放射線皮膚傷害のグレードは**表3.8**に示す。

放射線治療に限らず，治療に伴う副作用の程度（グレード：1〜5）
Common Terminology Criteria for Adverse Events（CTCAE）

グレード		
1	軽症	症状がない，または軽度の症状がある。臨床所見または検査所見のみ。治療は必要ない。
2	中等症	最小限／局所的／非侵襲的治療が必要。年齢相応の身のまわり以外の日常生活動作が制限される。
3	重症	重症または医学的に重大であるが，ただちに生命を脅かすものではない；入院または入院期間の延長が必要となる。活動不能／動作不能。身のまわりの日常生活動作が制限される。
4		生命を脅かす。緊急処置を要とする。
5		有害事象による死亡。

（1）急性放射線障害

　治療の際に，照射範囲に入る分裂を繰り返している細胞を含む臓器・組織（皮膚，造血臓器，消化管粘膜など）に関連した症状が発生しやすい。

- ・皮膚症状：発赤，皮下出血，脱毛，落屑など
- ・造血臓器症状：白血球（易感染性），血小板の減少（皮下出血）など
- ・消化器系の症状：口内炎，腹痛，下痢など
- ・泌尿器系の症状：排尿障害（頻尿，尿意切迫，残尿感，排尿時痛など）

（2）晩発性放射線障害

- ・皮膚障害：表皮・真皮の萎縮・繊維化，潰瘍，色素沈着，毛細血管拡張など
- ・肺障害：照射部位に一致した部分の肺の線維化など
- ・消化管障害：出血，潰瘍，穿孔など
- ・脊髄障害：中枢神経麻痺，四肢のしびれなど

　放射線被ばくに伴う皮膚傷害のしきい線量と，発現時期（放射線照射後，最初に症状が観察されるまでの期間）を**表3.7**に示す。放射線治療に伴って出現した皮膚傷害の程度（グレード1〜4）を評価する際に用いられている基準を**表3.8**に示す。

表3.7　放射線皮膚傷害のしきい線量と出現時間

皮膚傷害	しきい線量 (ED$_1$)：Gy	発現時期
早期の一過性の紅斑	2	2〜24時間
紅斑	6	〜1.5週
一過性脱毛	3	〜3週
永久脱毛	7	〜3週
乾性落屑	14	〜4〜6週
湿性落屑	18	4週以降
二次性潰瘍	24	6週以降
晩発性紅斑	15	8〜10週
虚血性皮膚壊死	18	10週以降
皮膚萎縮	10	52週以降
毛細血管拡張	10	52週以降
皮膚壊死	15以上	52週以降

ED$_1$：被ばくした人々の1％に症状が出現する線量で，この値をそれぞれの症状のしきい線量としている。

ICRP Publ.118 (2012)

表3.8　有害事象共通用語基準に基づく放射線皮膚炎のグレード区分

評価	CTCAE v5（JCOG版）
グレード1	・わずかな紅斑や乾性落屑
グレード2	・中等度からの高度の紅斑 ・まだらな湿性落屑（ただしほどんどが皺や襞に限局している） ・中等度の浮腫
グレード3	・皺や襞以外の部位の湿性落屑 ・軽度の外傷や摩擦により出血する
グレード4	・生命を脅かす ・皮膚全層の壊死や潰瘍 ・病変部の自然出血 ・皮膚移植を要する

CTCAE（Common Terminology Criteria for Adverse Events：有害事象共通用語基準）
JCOG（Japan Clinical Oncology Group：日本臨床腫瘍研究グループ）

3-7　緩和療法としての放射線療法

　がんを治すこと（根治療法）を目的とするのではなく，がんの進行を抑え症状を和らげることを目的とした緩和療法のために放射線照射が行われる。

　骨転移による疼痛，脳転移による麻痺や頭蓋内圧亢進症状，腫瘍による出血，気道の狭窄・閉塞（呼吸困難など），消化管の狭窄・閉塞（食べ物の通過障害，腸閉塞など）などの症状を緩和するために行われる。根治照射とは異なり，緩和照射では，副作用を極力出現させずに

症状緩和に必要な最小線量を用いる（3 Gy×10回，4 Gy×5回，8 Gy×1回など）。このため，治療に要する期間は短かく，同じ部位への再照射も可能な場合がある。

3-8　放射線治療における放射線防護

(1) 医療被ばくに対する放射線防護

照射する線量を病巣に集中させ，腫瘍周辺組織への被ばく線量を低減させる。

(2) 職業被ばくに対する放射線防護

・体外照射法（放射線治療）は，位置決めをし，患者の身体を固定具で固定した後の照射は，操作室で行われるために，医療スタッフの被ばくは原則ない。

・密封小線源治療の際は，線源の取扱いに注意し，外部被ばく線量の低減に努める。

・核医学治療の場合は，患者に投与された放射性医薬品（非密封の状態）は半減期で患者身体からなくなるまで患者の体内に存在するので，患者自身が線源となる。また，ヨウ素−131からは，γ線が放出されるため，ケアにあたる看護師の外部被ばくの原因にもなるので，患者と接する距離，時間に配慮する必要がある。

(3) 公衆被ばくに対する放射線防護

・体外照射法の場合は，管理区域内で照射が行われるので一般の人々の被ばくは問題にならない。

・密封小線源の永久刺入治療受けた患者の体内には密封状態ではあるが放射性物質が存在しているので，患者自身が線源となる。治療に用いられる線源の半減期（**表3.5**）の10倍の時間（例えばイリジウム−192の場合，740日（約2年））が経過すると，放射性物質の量（放射能）は，刺入時のおよそ1/1000（$1/2^{10}$）に減少する。

・核医学治療は「放射線治療病室」，「診療用RI施設」（いずれも管理区域）において行われる。患者の排泄物の処理，リネンなどには十分注意し，汚染が一般環境中に拡大にしないようにする必要がある。日本核医学会から，「放射性医薬品を投与された患者さんのオムツ等の取扱いについて（核医学診療を行う医療従事者のためのガイドライン）」が提示されており，オムツなどの保管期間（コラム16の表）が提示されている。

　核医学治療をうけた患者の家族などの被ばく（公衆被ばく：外部被ばく及び内部被ばく）を避けるために，コラム17の**表①**投与量または体内残留放射能量及び**表②**測定線量に基づく帰宅基準・退出基準（治療病室など管理区域からの退出）が規定されている。

> **コラム 16** 核医学診断のために放射性医薬品を投与された患者のオムツの取扱い
> （放射性医薬品を投与された患者さんのオムツ等の取扱いについて 日本核医学会など）

投与された放射性核種	半減期	回収期間（投与時から）	保管期間（投与時から）
テクネチウム−99m	6 時間	投与日	3 日
ヨウ素−123	13.2 時間	24 時間	3 日
タリウム−201	3.0 日	7 日	14 日
ガリウム−67	3.3 日	7 日	14 日

- ・放射性医薬品を投与された患者のオムツは，感染性廃棄物と同様に扱う。
- ・感染性廃棄物回収袋に入れて，病棟内の一時保管場所（人が立ち入ることの少ない汚物室など）に回収期間の間，保管する。
- ・院内で定めた廃棄物保管場所に回収し廃棄物収納箱に入れて保管期間の間保管後，バックグラウンドレベルであることを確認の上，その結果を記録し通常の手順に従い業者に引き渡す。
- ・回収期間，保管期間は，投与された放射性医薬品の量，尿中への放射性医薬品の排泄量，放射性核種の半減期の長さなどを参考に算出された値である。

3-9　診療以外の放射線利用

（1）輸血用血液の放射線照射

輸血後の輸血後GVHD（移植片対宿主病）の原因となる輸血用血液中のリンパ球を死滅させるために，輸血用血液には放射線照射が行われる。輸血用血液製剤に，15 Gy（リンパ球の増殖を抑制するための最低線量）〜50 Gy（治療に必要な赤血球・血小板の機能や寿命を損なわない上限線量）のγ線照射が行われる。

（2）医療器材の滅菌

電子線やコバルト−60からのγ線を利用して注射筒，注射針，カテーテルチューブ類，三方活栓，輸液セット，採血管，血液バック，留置針，人工透析用ダイアライザー，手術用手袋などの多くの医療機器の滅菌が行われている。放射線の高い透過力のために包装したままの状態で滅菌することが可能であり，照射に伴う温度上昇がないため滅菌処理による器材の変形などのおそれもない。

1章
2章
3章
4章
5章
6章
7章
8章
9章
10章
11章
12章
演習1
演習2
演習3
演習4
演習5
演習6
演習7
演習8
GW

コラム 17　核医学治療を受けた患者の管理区域からの退出基準

　放射性医薬品による核医学治療を受けた患者の管理区域（放射線治療病室）からの退出基準として以下の基準が提示されている（厚生労働省）。

　退出基準は，患者（患者が線源となる）からの外部被ばく及び患者の呼気から排出される放射性物質による被ばくにより，①患者の介護者（成人）の線量拘束値5 mSv（1行為当たり）及び②一般公衆に対する線量限度1 mSv/年を超えないように設定されている。

　管理区域（放射線治療病室）からの退出・帰宅は，下記①投与量，体内残留量，②1 cm線量当量率，③積算線量の計算結果のいずれかが満たされた場合に認められる。基準を満たしている場合は，外来（RI診療室）での核医学治療が可能とされる。

①投与量または体内残留放射能量に基づく退出基準

治療に用いた核種	投与量または体内残留放射能量（MBq）
ストロンチウム−89	200
ヨウ素−131	500
イットリウム−90	1184

②測定線量に基づく退出基準

治療に用いた核種	患者の体表面から1 mにおける1 cm線量当量率
ヨウ素−131	30 μSv/h

③患者毎の積算線量計算に基づく退出基準

治療に用いた核種	適用範囲	投与量
ヨウ素−131	遠隔転移にない分化型甲状腺癌で甲状腺全摘術後の残存甲状腺のアブレーション	1110 MBq

Essence

　人体に放射線を受けることを「被ばく」という。放射線の利用に当たっては，人々の被ばくをなくす，あるいは低減することが命題である。

　人体が受けた放射線の量を「被ばく線量」という。

　人体への健康影響の程度（発生頻度や重症度）は，被ばくした身体部位や被ばく線量，被ばく線量の時間的分布（線量率）などに左右される。放射線を利用する場合には，放射線被ばくに伴う組織反応（確定的影響）の発生を「防止」（発生率をゼロにする）し，確率的影響の発生を「制限」（発生の可能性・頻度をできるだけ抑える）するために，被ばくの機会，一人ひとりの被ばく線量，被ばくする人数を低減するさまざまな防護方策が採られる。

　被ばくを低減するための効果的・効率的な放射線防護方策を立案・実行していく際に，下記に示すさまざまな視点に着目して「被ばく」を区分する。

　①被ばくする人：医療被ばく，職業被ばく，公衆被ばく

　②被ばく源（線源）と人体との位置的な関係：外部被ばく，内部被ばく

　③被ばくの時間的な分布：急性被ばく，慢性被ばく

　④被ばくする身体部位：全身均等被ばく，全身不均等被ばく，部分被ばく

4-1　「被ばく」とは

　人体が放射線を受けることを「被ばく」という。放射線の持つ電離作用により，「被ばく」に伴う人体の健康影響（6章及び7章）が問題となる。放射線利用に当たっては，「被ばくを避ける」あるいは「被ばくを低減する」ことが命題であり，さまざまな防護方策が必要となる。身のまわりに放射線の発生源（線源：放射線発生装置や放射性物質）が存在していても，その発生源から放出される放射線を人体に受けなければ（「被ばく」がなければ），健康影響は問題にならない。放射線利用に当たっては，「線源」を管理することが基本となる。放射線利用に伴う「被ばくする機会」「被ばくする人数」「一人ひとりの被ばく線量」を適切にコントロールすることが不可欠であり，このための放射線防護・安全方策がとられる。被ばくの低減化を図るためには，線源の管理（線源管理）を優先し，被ばくが生じないあるいは被ばく線量を低減する手段を徹底したうえで，放射線源の存在している

環境（作業環境や一般環境）の管理（環境管理），被ばくする一人ひとりの個人を管理するための手段（個人管理：被ばくの上限値の設定や作業手順，種々防護衣の装着など）を採る。

コラム 18　「被ばく」「被曝」「被爆」

曝露の英語は "exposure" で，放射線を人体に曝露することを日本語では「被ばく」「被曝」と訳されている。化学物質や紫外線などの場合には，「ばく（曝）露」と訳されている。日本の放射線防護関連法令では，「被ばく」が用いられている。

原爆の場合は，「原爆被爆」と記述されている。原爆の場合は，放射線の曝露だけではなく，同時に，爆風，熱線の曝露があったからである。原爆による放射線の曝露のみに注目する場合は，「被曝」あるいは「被ばく」とされている。

「被ばく」「被曝」「被爆」は受動態を表す用語であるので，「放射線被ばくを受ける」とはいわず，「放射線に被ばくする」などと表現する。

4-2　被ばくをする状況

放射線利用における効果的・効率的な放射線防護・安全な方策を立案し，実行していくために，被ばくする状況を，「計画被ばく状況」，「緊急時被ばく状況」及び「現存被ばく状況」の3つに区分する。

（1）計画被ばく状況：

計画的に防護・安全のための手段を立案し，実行することにより放射線利用により被ばくする可能性のある人々の安全・安心を確保していく状況である。「緊急時」と対比的な状況下であり，いわゆる「平常時」である。

（2）緊急時被ばく状況：

原子力災害や放射線事故が発生し，緊急的な対応が必要とされる状況である。緊急時被ばく状況下では，人々の被ばく線量の軽減を図るために，避難や食物摂取制限などの防護方策（防災対策）が講じられる。

（3）現存被ばく状況：

放射線防護方策を立案する際に，既に被ばく源（線源）が存在している状況である。原子力事故などにより環境中に放出された放射性物質が残存している状況や，技術的に高められた天然の放射性物質など（TENORM）の存在する状況がある。

4-3　放射線利用における放射線防護の基本

　電離作用を持つ放射線は，人体にとっての有害要因の一つである。しかし，放射線利用によって人々にもたらされる便益が大きいために，放射線や放射性物質はさまざまな領域で利用されている（2及び3章参照）。放射線・放射性物質の利用に当たっては，被ばくする可能性のある全ての人々の安全・安心を確保することが大前提である。「放射線防護あっての放射線利用」であり，防護の基本方針である「行為の正当化」「防護の最適化」「線量限度」を遵守する必要がある（**図4.1**）。

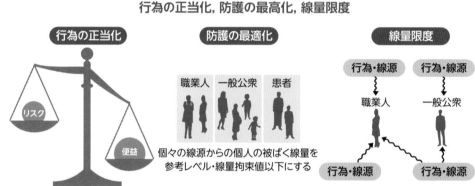

行為の正当化, 防護の最高化, 線量限度

・行為の正当化：リスクを上回る便益があること
・防護の最適化：行為（線源）毎に被ばくの機会，被ばくする人数の適正化を図る，個人の線量を参考レベル・線量拘束値以下に抑える
・線量限度：全ての行為（線源）からの個人の被ばく線量を上限値（線量限度）以下にする

図4.1　放射線利用に際しての防護の基本方針

(1)「行為の正当化」の判断

　放射線利用によってもたらされる便益が，放射線被ばくに伴うリスクを上回る場合に限り放射線利用が「正当化」される。便益を受ける集団とリスクを受ける集団が必ずしも一致するわけではなく，さらに，放射線利用に関しては，健康影響以外の，社会・経済・文化面など多角的な視点からの判断が求められので「正当化の判断」を，放射線防護の視点からだけで判断することは難しい。

　放射線の医療利用の場合は，個々の診断や治療の「正当化の判断」は，患者個人毎に行われ，便益を受ける個人とリスクを負う個人が同一の個体であり，便益（放射線診療の効果）もはっきりしているので，正当化の判断は容易である。しかし，一つの線源・行為か

ら不特定多数の人々（集団）が被ばくし，さらに，便益を受ける集団とリスクを受ける集団が異なる場合は，被ばくする可能性のある全ての人々が納得する「正当化の判断」は難しい。この代表的なものが，エネルギーとしての「原子力利用」である。日本では，職場や学校における健康診断の検査項目に「X線撮影」が規定されているが，集団に対して行われる健康診断におけるX線撮影の正当化の判断も容易ではない。がん検診におけるX線検査（胃がん検診の上部消化管検査や乳がん検診のマンモグラフィなど）の正当化の判断も難しい。**表4.1**に，集団検診（定期健康診断や人間ドックなど）の際の法令などで定められているX線撮影検査の対象者や頻度を示す。検診におけるX線検査に関しては，適用に関する検討が繰り返されており，今後も変更の可能性がある。

表4.1　日本の集団検診（法令の基づく定期健康診断など）におけるX線検査

根拠法令など	検査項目	対象者	頻度
労働安全衛生法	胸部X線撮影	労働者	1回/年
学校保健安全法	胸部X線撮影	高校及び大学の第1学年	1回/3年（高校生） 1回/4年（大学生）
	胃部X線検査	職員	1回/年
がん検診*	胃部X線検査	40歳以上	1回/年
	マンモグラフィ		1回/2年
	胸部X線検査		1回/年

*厚労省（平成20年3月31日発出）　がん検診は，市町村によって実施される

　放射線の医療利用に伴う患者の被ばく（医療被ばくという）に対しては，「線量限度」は設けられていない。医療の特殊性が考慮されているためであり，放射線診療に当たっては，「正当化の判断」（適用の判断）と，防護の最適化が極めて重要となる。

　かつては，日本においては放射線診療（診断・治療）を適用するか否かの判断は，医師主導で行われてきたが，放射線診断や放射線治療の適用の判断に当たっては，放射線診療行為を患者・家族に分かりやすく説明した上で，患者の同意を得て行う（インフォームドコンセント（IC）：説明と同意）状況に代わりつつある。最近では，医療行為の適用に当たっては，患者・家族がより積極的に参加した意思決定（SDM：Shared Decision Making（共同意思決定））を取り入れた方向に変わりつつある。看護師も，放射線診断や放射線治療についての正確な知識に基づき，IC，SDMにおける求められる役割を果たしていくことが重要である。

(2) 防護の最適化

　放射線利用に伴い被ばくする個人及び1つの利用行為で被ばくする人々の総線量を，最

も合理的とされる値に制限することを放射線防護の「最適化」という。「合理的」とは，防護方策を講じるための費用なども含めた社会的・経済的な視点も考慮して，被ばくを制限することであり，技術的にできる最小値まで線量を制限すること（最小化）とは異なる。放射線診断では，患者の診断情報を得る最適な条件（照射野，照射時間，撮影枚数など）を選択して診断を行うことである。患者の被ばく線量を最小にすることを目指すあまりに，診断に必要な情報（画像など）が入手できなければ診断の意味がなくなってしまう。最適化を実現するためには，放射線利用に伴う，①個人の被ばくの機会，②個人の線量，③被ばくする人数の適正化を図っていく必要がある。

　医療被ばくに対する防護の最適化は，人体への放射線照射が法令上認められている医師，診療放射線技師によって行われるが，患者に関する多くの情報を把握している看護師も防護の最適化に係わっていくことが求められる。看護師などの職業被ばくに対する防護の最適化のためには，看護師自身の努力も必要とされる。

（3）線量限度

　職業被ばく及び公衆被ばくに関しては，個人（職業人，一般公衆）の被ばく線量の上限値（線量限度）が定められており，全ての放射線利用（線源もしくは行為）からの被ばく線量を，線量限度を超えないように管理していく必要がある。

　放射線防護上，重視される防護の最適化は，放射線利用・行為毎に判断されるので，線量限度の範囲内でそれぞれの線源（行為）に線量限度の一部を配分した「参考レベル」や「線量拘束値」を設定し，この値を超えないように防護手段が検討される。

　医療被ばくに対しては，線量限度は設定できない。これは，必要とされる線量は個々の患者の状況によって異なるために，画一的な上限値を設けることは好ましくないからである。しかし，放射線診断に伴う患者の被ばく線量は，使用している照射装置や技術などによって同じ診断行為でも差があるのが現状である。そこで，放射線診断（核医学検査を含む）に伴う患者の被ばく線量について医療施設間の標準化を図る目的で，「診断参考レベル」（3章参照）が提案されており，患者の被ばく線量が診断参考レベルを超えないように機器の管理などをすることが求められる。診断参考レベル（コラム14）は，「防護の最適化」の一つの手段として医療現場の実態調査の結果に基づいて設定されているので，定期的に見直されている。

4-4　医療被ばく，職業被ばく，公衆被ばく

被ばくする人に着目して，「医療被ばく」「職業被ばく」「公衆被ばく」の3つに区分する。医療領域以外の領域での放射線・放射性物質の利用に伴う被ばくは，「職業被ばく」と「公衆被ばく」のみである。医療領域の放射線利用に伴う3つの被ばく区分の例示を**表4.2**に示す。

表4.2　医療領域の放射線利用に伴う3つの被ばく区分と対象者（例示）

被ばくの区分	対　象　者
医療被ばく	放射線診断を受けた患者 / 放射線治療を受けた患者 放射線診療を受けた患者の介護にあたる家族など（参考レベル・線量拘束値が適用される）
職業被ばく	放射線業務に従事する医師，診療放射線技師，看護師など
公衆被ばく	施設で働く事務職員，放射線業務に係わらない医療スタッフ，医療施設の中に滞在している患者（放射線診療を受けた患者を除く）など

（1）医療被ばく

医療被ばくには，①放射線診療（診断や治療）を受ける患者，あるいは，直接患者のケアに当たる家族など，②職場などで行われる健康診断や人間ドックなどの被検者，③新しい放射線機器，放射性医薬品などの開発の過程（臨床試験あるいは治験）での被験者の被ばくが含まれる。工業・農業などの領域の放射線利用と異なり，医療被ばくは，診断や治療の目的で，人体に放射線照射や，放射性物質（放射性医薬品など）の投与が計画的，意図的に行われた結果生じる被ばくである。

（2）職業被ばく

業務遂行の過程における職業人としての被ばくである。医療の領域では，放射線診療業務に係わる医師，看護職，診療放射線技師などの被ばくが**職業被ばく**である。職業被ばくをする人々を，法令上，「放射線業務従事者（医療法では放射線診療従事者）」という。放射線業務従事者に対しては，被ばく線量の個人モニタリング，教育・訓練の実施，健康診断の実施が施設の責任者に義務づけられている。法令上は，放射線業務従事者は「管理区域に立ち入る者」とされているが，管理区域への立入りの頻度（常時立ち入っている者や一時的に立ち入る者など）や立ち入る目的などは作業者によって異なる。法令上の放射線業務従事者・放射線診療従事者として指定し，管理の対象にするか否かの判断は，各事業者（施設長）の判断に任されており，施設により判断基準が異なることがある。職場の異動が多い看護職にとって，施設によって放射線業務従事者の指定の判断基準が異なることは混乱を招くおそれがある。そこで，日本放射線看護学会は，放射線業務従事者の指定に対し

て医療施設間の標準化を図る必要があると考え,「放射線診療（業務）従事者の指定に関するガイドライン―看護職者」(**表4.3**) を提案している。

　このガイドラインに示す基準を参考に, 個々の看護職の所属部署, 放射線業務の内容を考慮して, 看護職を区分し, 必要な放射線防護手段が講じられることを期待している。

　医療領域以外の職業被ばくとしては, 原子力発電所, 原子燃料加工施設, 放射性廃棄物処理施設などで働く作業者, 放射線研究施設などの研究者・教育者, 非破壊検査に当たる作業者などの被ばくがある。職業被ばくに関しては, 被ばくの上限値（線量限度）が法令で定められており (**10章・表10.3**), 施設責任者によって行われる防護・安全方策に加え, 個々の作業者自身も, 自分自身の被ばく線量を低減するための適切な防護手段をとる必要がある (10章参照)。

表4.3　日本放射線看護学会が提案している看護師の「放射線診療従事者」に関する区分

区分	業務内容区分	予測被ばく線量など	個人管理
A区分	放射線診療従事者	放射線科所属の看護師 500 μSv/月*を超えるおそれがある	被ばく管理 / 教育・訓練 / 電離健診
B区分	一時立ち入り者	80〜500 μSv/月	**図8.1** に示す線量計で測定し, 測定結果を5年間保存
C区分	一般の看護師	80 μSv/月**を超えない	

*5 mSv（3月）× 1/3 × 3/10　　**1 mSv（12月）× 1/12　　　　　　　（日本放射線看護学会 web サイトより）

(3) 公衆被ばく

　医療被ばく, 職業被ばく以外の全ての被ばくを「**公衆被ばく**」といい, 一般の人々の被ばくである。原子力・放射線施設周辺住民の被ばくなどが該当する。被ばくする人々が不特定多数であり, 一般の人々を対象に一人ひとりの被ばくや行動を管理（個人管理）することは効果的・効率的ではないので, 放射線の発生源（線源管理）及び放射線や放射性物質の存在する環境（作業環境や一般環境）を管理すること（環境管理）を徹底することにより, 一般の人々に不必要な被ばくがないように管理する。

4-5　外部被ばくと内部被ばく

　図4.2に示すように人体と放射線を放出する線源との位置的な関係, すなわち被ばく源が, 身体の外側（体外）にあるか内側（体内）にあるかに着目して,「外部被ばく」と「内部被ばく」に区分する。人体の外側にある放射線源（X線発生装置など）から放出される放射線を受けることを外部被ばくという。食物（経口摂取）, 吸気（吸入摂取）などを通して人体内に取り込まれた放射性物質から放出される放射線を受けることを内部被ばくという。外部被ばく, 内部被ばくの例を**表4.4**に示す。

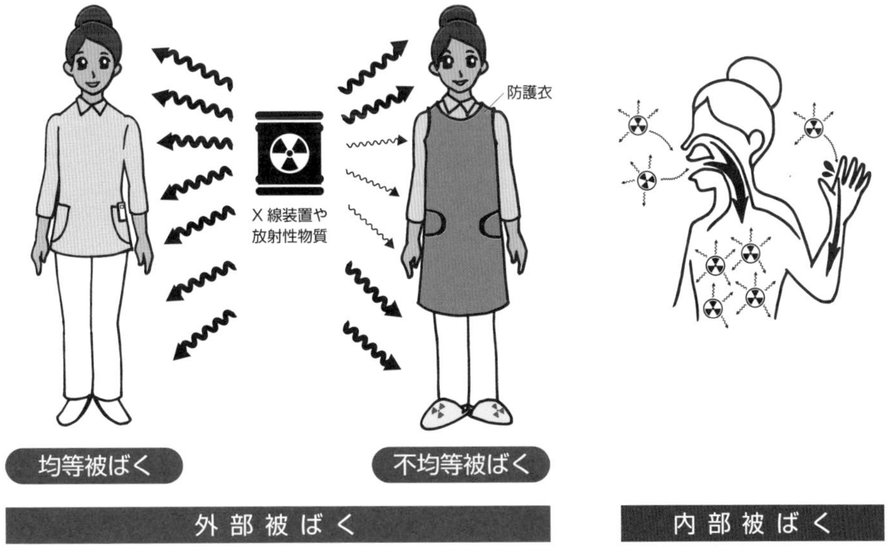

図4.2　人体と放射線を放出する線源との位置的関係

表4.4　外部被ばくと内部被ばくの例

種類	放射線の医療利用	自然放射線
外部被ばく	・放射線診断（撮影，透視） ・IVR ・放射線治療（体外照射，密封小線源治療）	・宇宙線 ・大地に含まれる天然放射性物質からのγ線
内部被ばく	・インビボ核医学検査 ・核医学治療（RI内用療法）	・ラドン（ラドン−222）／トロン（ラドン−220）（吸入） ・カリウム−40（食物） ・ポロニウム−210（食物）

(1) 外部被ばく

　被ばく源（行為）と係わる「時間」，被ばく源との「距離」，被ばく源との間の「遮へい」を適切に組み合わせることにより，**外部被ばく**による被ばく線量をコントロールすることができる。(8章，演習4参照)

　外部被ばくの場合は，透過力（1章）の小さいα線や，エネルギーの低いβ線などは線源と人体との間に存在する空気の層や体表面を覆っている表皮で吸収されてしまうので，「被ばく」には関係しない。透過力が大きいX線，γ線などが外部被ばくに関係する。

(2) 内部被ばく

　吸気，飲食物などを通して摂取され，体内に取り込まれた放射性物質から放出される放射線による被ばくを**内部被ばく**という。放射性物質が人体に取り込まれる経路としては，

①肺（吸入摂取），②消化管（経口摂取），③皮膚（経皮吸収：表皮がバリアの役割を果たすので，健常な皮膚からの放射性物質の吸収は少ない。しかし，外傷があると放射性物質は傷を通して吸収される）がある。核医学診療の場合は，静脈などに直接，放射性医薬品が投与される。

　内部被ばくでは，体内に取り込まれた放射性物質が臓器・組織を構成する細胞と直接，接しているので，外部被ばくでは問題にならなかった透過力の小さいα線やβ線も含め，放射性物質から放出される全ての放射線が被ばくに関係する。

　体内に取り込まれた放射性物質は，個々の放射性物質が持つ物理的特性と化学的特性に応じて時間とともに減少するが，体内に滞留している期間中は継続して被ばくをもたらす。そこで，内部被ばくの線量は，放射性物質の摂取から，身体内からなくなるまでの期間（放射性物質の半減期や生体内での代謝により期間の長さは異なる）の積分線量を算定し，該当する放射性物質を摂取した年の被ばくとして取り扱う（預託して）ことにしている（**図4.3**参照）。これを「**預託線量**」という。積分する期間の最長は，成人では50年間，子どもでは70歳までとされている。内部被ばくの線量評価は9章に記述する。

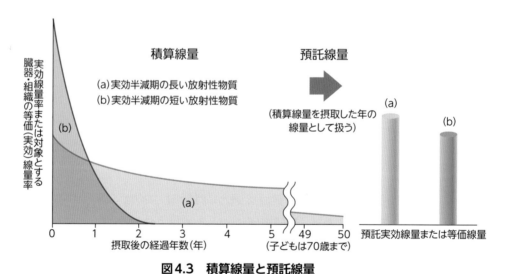

図4.3　積算線量と預託線量

4-6　急性被ばくと慢性（遷延）被ばく

　短時間に被ばくすることを「**急性被ばく**」，長期間にわたり被ばくすることを「**慢性被ばく**」あるいは「**遷延被ばく**」という。同じ線量でも，短時間に照射された場合（高い線量率）のほうが，長時間かけてゆっくり照射された場合（低い線量率）に比べて影響の程度

が小さい（アルコールを摂取する時の時間に例えられることがある）。これは，放射線被ばくに伴う健康影響は，「損傷の程度」と「修復機能，回復機能の程度」のバランスに左右され，損傷の程度や修復・回復は，放射線の時間的分布，すなわち線量率（単位時間当たりの線量）の影響を受けるからである。

　放射線の健康影響は，人体を構成する細胞のさまざまな器官（細胞核内のDNA，細胞膜など）が，放射線の電離作用によって損傷を受けたことから始まり，臨床的に明らかな症状・疾病に至る。一方，人体には損傷に対するさまざまな修復機能，回復機能が備わっており，DNAレベル，細胞レベル，臓器・組織レベル，個体レベルで損傷を修復・回復している。

　単純X線撮影やCTは急性被ばくであり，医療放射線利用はほとんどが急性被ばくである。広島・長崎の原爆被爆も急性被ばくである。慢性被ばくの代表的なものは，自然放射線による被ばく，平常時の職業被ばくである。内部被ばくは慢性被ばくの代表例である。「急性被ばく」「慢性被ばく」の例を**表4.5**に示す。

　がんの放射線治療では，腫瘍に総線量50 〜 60 Gy以上の放射線が照射されるが，皮膚や腫瘍周辺の正常組織の放射線傷害（有害な副作用）をできるだけ少なくするために，1回当たり2 Gy程度の放射線を分割して照射する。これを分割照射と呼ぶ。腫瘍細胞は正常細胞に比べて損傷からの修復，回復する力が小さいという特徴があるので，分割して照射しても腫瘍細胞を死滅させる力は総線量（50 〜 60 Gy）とほぼ同じ効果が得られる。

表4.5　急性被ばくと慢性被ばくの例示

急性被ばく	慢性被ばく
放射線診断	職業被ばく 自然放射線による被ばく

4-7　全身被ばく（全身均等被ばくと不均等被ばく）と部分被ばく

　放射線による健康影響は被ばくした身体部位（臓器・器官など）に生じる。したがって，健康影響を考える場合には，被ばくした身体部位がどこであるかを特定する必要がある。白血病の場合には，赤色骨髄の被ばく・被ばく線量が，甲状腺がんの場合は甲状腺の被ばく・被ばく線量が関係する。

　放射線源からの被ばく線量がほぼ全身で均等な場合を「**全身均等被ばく**」といい，臓器・組織の被ばく線量が異なる場合を「**不均等被ばく**」という（**図4.2**）。宇宙線や大地放射線

による外部被ばくや医療スタッフ（防護衣を着用した場合）以外の職業被ばくは全身均等被ばくである。放射線診断・治療では目的に合わせて，身体の一部分だけに放射線が照射されるので「部分被ばく」（医療被ばく）である。体幹部を覆う防護エプロンを装着して放射線業務にあたる医療スタッフの職業被ばくは，「不均等被ばく」である。

　体内に取り込まれた放射性物質は，それぞれの放射性物質が持つ化学的な特性により沈着する臓器・組織が異なるために部分被ばく（不均等被ばく）となるものが多い。例えば，放射性ヨウ素は甲状腺に，放射性ストロンチウムは骨に沈着する。一方，放射性セシウムや放射性カリウムは，化学的特性から細胞内に陽イオンとして取り込まれるので全身に分布する（全身均等被ばく）。天然の放射性物質である気体状のラドン，トロンによる被ばくは気道・肺の部分被ばく（不均等被ばく）である。

　「全身均等被ばく」と「不均等被ばく」の例を**表4.6**に示す。

表4.6　全身均等被ばくと不均等被ばく

		全身均等被ばく	不均等被ばく
自然放射線		・宇宙線 ・大地放射線 ・カリウムによる内部被ばく	・ラドン・トロンの吸入による内部被ばく（呼吸器）
人工放射線	医療被ばく	・骨髄移植の際の放射線照射	・放射線診断（撮影・透視） ・インビボ核医学検査 ・放射線治療
	職業被ばく	・防護エプロンを装着しないで放射線業務を行う医療スタッフ	・防護エプロンを装着して放射線業務を行う医療スタッフ

放射線・放射性物質の量と被ばく線量

1章
2章
3章
4章
5章
6章
7章
8章
9章
10章
11章
12章
演習1
演習2
演習3
演習4
演習5
演習6
演習7
演習8
GW

Essence

　放射線や放射性物質は，馴染みが少ない上に，聞き慣れないさまざまな量・単位が使われていることから，分からない・理解が難しいという印象を持っている看護職が少なくない。しかし，人々が安全・安心して放射線利用を享受するためには，放射線や放射性物質の量を理解し，その大きさを具体的にイメージできることが必要である。個人の健康影響は，その個人が受ける有害物質の量，すなわち放射線の場合には曝露量（被ばく線量）に依存するからである。

　放射線や放射性物質に関する量については，人工的な利用が開始された直後から国際的に統一した名称・単位が使われ，ごく微量の放射線や放射性物質でも検出できる測定技術が開発されてきた。「放射線計測学」という学問領域があり，国際的な量の標準化を図るための組織（ICRU：国際放射線単位測定委員会（1925年設置））も設置されている。身のまわりには，化学物質や細菌など人々にとって有害な物質があるが，放射線は，内部被ばくも含めて個人の曝露量（被ばく線量）を測定・評価できる。労働安全衛生法において有害業務として扱われている業務の中で，例えば化学物質の取扱い業務は環境中の濃度など間接的な量が規制値として用いられているのに対して，放射線業務は，唯一，直接個人の暴露量（被ばく線量）に対して規制値（線量限度）が設けられている。

　放射線の健康影響を量的に表す基本的な線量は吸収線量（Gy）である。物理量としての吸収線量を基に，防護量（等価線量，実効線量：Sv）や，防護のための実用量（測定器を用いて計測する量）が使われる。放射性物質の量（放射能）を表す単位はBqである。本章では，吸収線量，防護量，実用量，放射能及び各量の相互関係も解説する。

5-1　基本となる線量　吸収線量（D：absorbed dose　単位：Gy（グレイ））

　放射線の量を表す基本的な線量（**物理量**）は**吸収線量**である。

　吸収線量は，人体をはじめ物質が放射線の照射を受けて，吸収したエネルギーを表した量で，単位としてGy（グレイ）が使われる。1 Gyは，1 J/kgで，物質（臓器・組織，人体以外の物質）1 kg当たり1 J（ジュール）のエネルギーを吸収したことを表す。Jは，エネ

ルギー，仕事量，熱量，電力量の単位として広く用いられており，例えば，1 J は 0.24 cal で，1 g の水を 0.24 ℃上昇させるエネルギー，熱量である。1 Gy（1 J/kg）のエネルギーを吸収（被ばく）した臓器・組織 1 kg の温度上昇は，わずか 0.00024 ℃にすぎないが生物学的には有害な影響を生ずる可能性が高い。放射線（X 線，γ 線など）は紫外線や赤外線と同様の電磁波の一つであるが，放射線による生体への影響（損傷）は，赤外線を浴びた時に生じるような熱作用ではなく，電離作用（1 章参照）によって生じた DNA 切断などが原因で起きる。

5-2　防護のための線量　等価線量と実効線量（単位：Sv（シーベルト））

(1) 防護量

　放射線防護の目標は，放射線利用に伴い被ばくする全ての人々の組織反応（確定的影響：6 章）の発生を「防止」（発生をゼロにする）し，確率的影響（7 章）の発生を「制限」（リスクを所定のレベルに抑える）することである。放射線被ばくに伴う健康影響の発生頻度や発生した症状の程度（重篤度）は，被ばく線量に依存する。

　放射線には α 線，β 線，γ 線などさまざまな種類があり，臓器・組織が吸収したエネルギー（J：ジュール），すなわち吸収線量が同じ場合でも，発現する健康影響の程度は放射線の種類によって異なる。これは，放射線の生体への作用が電離作用であり，人体を通過する際の電離作用の起こり方（透過する距離当たりの電離密度）が，放射線の種類によって異なるからである。

　また，健康影響の発生の頻度や程度は，臓器・組織によって異なる。これは，それぞれの臓器・組織を構成している細胞の種類が異なり，細胞の種類によって放射線に対する感受性の程度が異なるからである。

　放射線利用に伴って被ばくする可能性のある放射線の種類や被ばくする臓器・組織は利用状況などによって異なる。放射線防護上は，あらゆる種類の放射線の被ばくや，あらゆる被ばくの仕方（全身が被ばくするか身体の一部分が被ばくするかなど）に対応できる健康影響の程度を表す線量が必要とされる。

　放射線防護上は，α 線，β 線，γ 線などのいずれの放射線に被ばくした場合でも，個人に発生する可能性のある健康影響（組織反応あるいは確率的影響）の程度を一つの量としてまとめて表すことができる線量が必要とされ，防護の目的で使われる量を**防護量**という。防護量は，被ばくした放射線の種類，被ばくの状況に関係なく，被ばく線量をひとまとめ，すなわち加算（足し算）して一つの被ばく線量として，健康影響の程度を表すことができる。

被ばくした放射線の種類に応じた補正（放射線加重係数）を加え，各臓器の健康影響（組織反応や確率的影響）の程度を評価するための線量が「**等価線量**」，被ばくした身体部位の放射線感受性を補正（組織加重係数）し，確率的影響の発生の程度を評価するための線量が「**実効線量**」である。

基本的な量である吸収線量（J/kg）を補正するために用いる「**放射線加重係数**」や「**組織加重係数**」は，健康影響に対する新たな科学的知見などにより値が変わる可能性がある。

①臓器・組織の等価線量 （*H*：equivalent dose　単位：Sv（シーベルト））

等価線量は，被ばくした放射線の種類にかかわらず各臓器の被ばく線量を1つの量として表すことができる線量である。

各臓器の吸収線量に，被ばくした放射線の種類を補正するための「放射線加重係数」（**表5.1**）を乗じ，被ばくした全ての放射線の値を加算して求める。外部被ばくの場合は，被ばくに関係する放射線は，透過性の高い放射線（例えば，X線やγ線など）に限られているが，内部被ばくの場合は，放射性物質から放出される透過性の低いα線，β線を含む全ての放射線が被ばくに関係する。

等価線量は，「肺の等価線量」「水晶体の等価線量」「皮膚の等価線量」などのように臓器（T）を特定し，次式で算定する。

$$H_{\mathrm{T}} = \sum D_{\mathrm{T}} \cdot w_{\mathrm{R}} \qquad （式1）$$

H_{T}：臓器Tの等価線量
D_{T}：臓器Tの吸収線量
w_{R}：放射線加重係数

表5.1　放射線加重係数（w_{R}）

放射線のタイプ	放射線加重係数 w_{R}
光子（X線，γ線など）	1
電子，ミュー粒子	1
陽子，荷電パイ中間子	2
α粒子，核分裂片，重イオン	20
中性子	最大値はおよそ20 （中性子エネルギーの関数）

ICRP Publ.103（2007）

放射線加重係数の値から，中性子線やα線は，X線に比べて臓器・組織に対する健康影響が，10〜20倍程度大きいことがわかる。

②実効線量（*E*：effective dose　単位：Sv（シーベルト））

　実効線量は，全身の臓器・組織が均等に被ばくした場合（全身均等被ばく）も，臓器・組織によって被ばく線量が異なる場合（不均等被ばく）も，それぞれの被ばくに伴う線量を加算して一つの量として表すことができる線量である。とくに内部被ばくは，一部の放射性物質（トリチウムやセシウムなど）を除き，体内に取り込まれた放射性物質には，物質の持つ化学的な特性に応じて特定の臓器・組織への集積性（例えば，ヨウ素の場合は甲状腺）があるために不均等被ばくとなることが多い。実効線量を用いることにより全身均等被ばく（多くの外部被ばく）の場合の被ばく線量と不均等被ばく（内部被ばく）の場合の被ばく線量を加算することができる。

　各臓器の等価線量（H_T）に，**表5.2**に示す各臓器・組織の「組織加重係数（w_T）」を乗じ，被ばくした全て臓器・組織の値を加算して実効線量を求める（次式）。組織加重係数の値は，各臓器の確率的影響に関する感受性の程度（広島・長崎の原爆被爆者を対象にした疫学調査結果など）から求めたものである。

$$E = \sum H_T \cdot w_T \quad （式2）$$

　　　　E：実効線量
　　　H_T：臓器・組織Tの等価線量
　　　w_T：臓器・組織Tの加重係数

表5.2　組織加重係数（w_T）

臓器／組織	組織加重係数 w_T
肺，胃，結腸，骨髄，乳房，残りの組織・臓器[*1]	0.12
生殖腺[*2]	0.08
甲状腺，食道，膀胱，肝臓	0.04
骨表面，皮膚，脳，唾液腺	0.01

[*1] 残りの組織・臓器には副腎，心臓，肝臓，口腔粘膜，前立腺など14の組織・臓器が含まれる
[*2] 生殖腺の w_T，睾丸と卵巣に適用される

ICRP Publ.103 (2007) を元に再編

1章
2章
3章
4章
5章
6章
7章
8章
9章
10章
11章
12章
演習1
演習2
演習3
演習4
演習5
演習6
演習7
演習8
G W

　実効線量は，被ばくに伴う全ての確率的影響（全てのがん及び遺伝性影響）の程度（リスク）を表す線量であり，個々の臓器・組織のがんや生殖腺の被ばくに伴う遺伝性影響のリスクを推定する場合は，それぞれの臓器・組織（遺伝性影響の場合は生殖腺）の等価線量を用いる。

　防護量としての等価線量及び実効線量の概要を**表5.3**に示す。

表5.3　等価線量と実効線量

防護量（単位）	推定する健康影響	使用例
等価線量（Sv：シーベルト） $H_T = \sum D_T \cdot w_R$	・各臓器・組織の組織反応（発生頻度・重症度） ・各臓器・組織の確率的影響のリスク	・職業被ばくで評価すべき線量 ・公衆被ばくで評価すべき線量
実効線量（Sv：シーベルト） $E = \sum H_T \cdot w_T$	・確率的影響（全ての臓器・組織のがん及び遺伝性影響）のリスク	・職業被ばくで評価すべき線量 ・公衆被ばくで評価すべき線量 ・自然放射線による被ばく線量

5-3　モニタリングのための量　実用量（実測する量）

　放射線防護の手段・方策（防護の最適化を図り，線量限度を遵守）が，放射線防護の目的を達成できていることを確認するために，個人モニタリングや環境モニタリング（空間線量率の測定など）が行われる。

　防護量としての等価線量，実効線量は，放射線の種類による健康影響の程度に関する違いや，各臓器・組織の確率的影響に対する放射性感受性の違いを補正するための係数（放射線加重係数や組織加重係数）を用いて表現された量であり，実測することはできない。そこで，モニタリングのために，等価線量や実効線量に対応した実測できる量として**実用量**という量が規定されている。

　実用量の測定は，個人モニタやサーベイメータを用いて行われる（8章）。防護量としての等価線量と実効線量に対応する実用量を**表5.4**に示す。

　図5.1に吸収線量，等価線量，実効線量の相互関係を示す。

表5.4　防護量と実用量

防護量	実用量	
実効線量	1 cm 線量当量	人体の主要な臓器は体表面から 1 cm 深にある
眼の水晶体の等価線量	3 mm 線量当量	水晶体の深さは体表面から 3 mm である
皮膚の等価線量	70 μm 線量当量	表皮の基底細胞層の深さは 70 μm である

放射性物質による汚染検査などに用いるGMサーベイメータなどには「cpm」（count per minute：1分当たりの計数）が表示される。これは，サーベイメータの検出部で測定した1分間の放射線のカウント（検出）数を示す。cpmを被ばく線量（防護量）と関係づけるためには，放射線の種類や，測定器の特性，測定方法などに関するさまざまな情報が必要とされる。

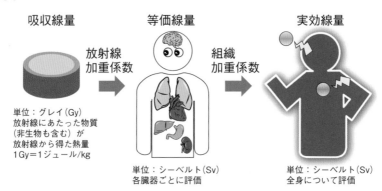

吸収線量　　　　　等価線量　　　　　実効線量

放射線
加重係数　　　　　　　組織
　　　　　　　　　　加重係数

単位：グレイ（Gy）
放射線にあたった物質
（非生物も含む）が
放射線から得た熱量
1Gy＝1ジュール/kg

単位：シーベルト（Sv）
各臓器ごとに評価

単位：シーベルト（Sv）
全身について評価

図5.1　吸収線量，等価線量，実効線量の相互関係

出典：「放射線教育テキスト」日本アイソトープ協会

5-4　線量と線量率

　ある一定の時間内の線量を表す単位として**線量率**を用いる。

　時間の単位としては，1分，1時間，1月，1年などが用いられ，0.01 mSv/分，0.05 mGy/時間，5 mSv/3月，2 mSv/年などのように表す。サーベイメータなどで0.05 mSv/hと表示された場合は，測定地点に1時間滞在した時に0.05 mSv被ばくすることを示す。2.4 mSv/年は自然放射線による被ばくが1年間に2.4 mSv（実効線量）であることを表している。

　放射線治療で照射する線量は2 Gy/回，合計線量60 Gyのように行為に着目して，行為毎の線量として表す。

5-5　医療領域（放射線診断・放射線治療）で使う線量　　吸収線量（Gy：グレイ）

　医療領域では，吸収線量（Gy：グレイ）を用いる。ただし，看護師などの医療スタッフの被ばく線量（職業被ばく）は，防護量（実効線量，眼の水晶体の等価線量，皮膚の等価線量など）を用いる。

　放射線診断・治療で吸収線量を用いる主な理由は以下の通りである。

①放射線治療で用いる治療のための線量は治療に必要とされる量をあらわすもので防護量ではない。電磁波（光子）や粒子線などを用いる放射線治療では，治療に必要とされる線量（吸収線量）を，病巣（標的・がん）に意図的に照射する。治療線量としては物理量としての吸収線量が必要であり，放射線加重係数や組織加重係数により吸収線量に補正を加え，被ばくする全ての放射線，全ての被ばく状況に対応できるようにした防護量を必要としない。標的にのみ線量が与えられ，病巣部の周辺の正常な臓器・組織の線量がゼロであることが，理想的な放射線治療であるが，これは難しい。このため，病巣部に線量を集中させ，正常組織の線量をできるだけ少なくするための治療に関する技術開発が行われている。粒子線治療では，Gy（RBE）という修飾された線量を用いるが，粒子線の生物学的効果比（RBE）が，治療に用いられる高エネルギーX線，電子線に比べて大きいので，粒子線の治療を表現するための線量として用いられる。

②診断や治療では，目的を持って放射線や放射性物質が人体に計画的に照射・投与されるので，被ばくする放射線の種類や，被ばくする臓器・組織は予め分かっている。

③放射線利用に伴う患者の被ばく線量は，単純撮影の際のmGy以下から，治療目的に使われる数10 Gy（病巣の線量は防護量ではないが，病巣（がん）周辺の正常組織の線量は，低減化が図られる必要があり，防護の対象として考えることができる）を超える線量まで幅広い。防護量は，放射線防護で問題になる線量域（数100 mSv程度以下）を対象にした量であり，高い線量域に適用することを意図していない。

ただし，以下の場合には，個々の臓器・組織の等価線量，実効線量を使う。

①放射性医薬品の投与（核医学診断）に伴う内部被ばくではα線を含む複数の放射線により被ばくし，被ばく臓器・組織は複数となり，臓器・組織によって線量が異なる。そこで，投与する放射性医薬品の放射能から患者の被ばく線量を求める際に用いられる線量係数（mSv/Bq）は，単位投与量（Bq）当たりの等価線量（mSv）または実効線量（mSv）で表わされている。

②リスクコミュニケーションの際の情報の一つとして，他の被ばく，例えば自然放射線による被ばくと，放射線診断などによる被ばくを比較する場合には実効線量を用いる。種々の公表されているパンフレットなどに記載されているX線胸部診断時やCT検査の際の患者線量は実効線量（胸部X線撮影：0.06 mSv，CT検査：5～数10 mSvなど）として示されているので，実際の患者の被ばく線量（吸収線量）と対応したものではないことに注意する必要がある。

放射線事故で，中性子線も含む高い被ばくをした場合には，吸収線量（Gy）に放射線の生物学的影響の程度（**RBE：生物学的効果比**）を乗じてGy・Eq（グレイ・イクイバレント）として表し，組織反応（確定的影響）の程度を表すこともある（例：東海村JCO事故の際の作業者の被ばく線量）。

5-6　放射性物質の量（放射能）を表す単位　「ベクレル（Bq）」

（1）放射性物質の半減期

放射性物質は，不安定な原子核を持った原子（放射性元素）を含んでいる。放射性元素（原子）は，γ線やβ線などの放射線をエネルギーとして放出しながらより安定な原子核を持つ原子に変化している。この現象を壊変という。壊変は水が高いところから低いところへ流れるように高いエネルギーの原子から低いエネルギーの原子への一方向の現象であり，一つの原子に壊変が起こるか起こらないかはある確率で決まる。

放射性元素の壊変の確率，言い換えれば，壊変の速度は，放射性元素毎に決まっており，放射性元素の元の量が半分（1/2）になる時間を半減期で表すことができる（**図5.2**）。

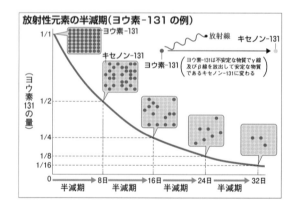

図 5.2　放射性元素の半減期と比放射能（単位重量当たりの放射能）

壊変に伴い放射性元素の量（放射能）は，半減期毎に半減していくので半減期の10倍の時間が経過すれば，放射性元素の量（放射能）は，元の量の約1/1000（$1/2^{10}$）になる。

（2）放射性元素の量（放射能の強さ）：ベクレル

放射性元素は，それぞれの放射性物質固有の半減期で壊変している。放射性元素の量を放射能といい壊変数で表す。1秒間に1壊変する放射性元素の量（放射能）を1Bq（ベク

レル）という。半減期の短い放射性元素は半減期の長い放射性元素に比べて，単位重量[g]当たりの壊変数すなわち放射能（比放射能（kBq/g）という）は大きく，単位放射能[MBq]当たりの重量[g]数は小さい。例えば，半減期が約110分のフッ素−18（PET検査で用いられている）は1gで3.52×10^{15} kBqの放射能を持ち，1MBqの放射能を得るためには2.84×10^{-13} gが必要であるのに対して，半減期約5.3年のコバルト−60（ガンマナイフの線源として用いられている）は，1gが4.18×10^{10} kBqであり，1MBqは2.39×10^{-8} gである。

（3）放射能（放射性元素の量）からの被ばく線量（実効線量，等価線量）の算定

①外部被ばく

放射性元素からの外部被ばく線量（実効線量。実用量としては1cm線量当量）は，「**1cm線量当量率定数**」（**表5.5**）を用いて求めることができる。

②内部被ばく

放射性元素（Bq）からの内部被ばく線量（臓器の等価線量，実効線量）は，放射性元素の摂取量（Bq）を基に摂取経路毎（吸入あるいは経口摂取）に提示されている線量係数（μSv/Bq）（**表9.2及び9.3**）を用いて求める。吸入による放射性元素の摂取量は，空気中の放射性元素の濃度及び呼吸量から，経口摂取による放射性元素の摂取量は，水，食品などに含まれる放射性元素の濃度，及び，水や食物の摂取量から求める（9章参照）。線量係数の値は，年齢に依存する。放射線業務従事者に対する個人モニタリングによる摂取量の算定や，原子力災害・事故に伴い有意な量の内部汚染をした場合の摂取量の算定は9章に示す。

表5.5　1cm線量当量率定数（例）

放射性核種	1cm線量当量率定数 （μSv・MBq^{-1}・h^{-1}）at1m*
ガリウム−67（Ga−67）	0.0268
テクネチウム−99m（Tc−99m）	0.0236
ヨウ素−125（I−125）	0.0361
ヨウ素−131（I−131）	0.0660
イリジウム−192（Ir−192）	0.139

＊1MBqの放射性元素から1m離れた地点で1時間に受ける1cm線量当量（実効線量あるいは眼の水晶体及び皮膚を除く臓器・組織の等価線量）　　　　　　　　　　　（12版アイソトープ手帳より）

5-7 防護量と放射能

放射性元素の量（放射能：Bq）と防護量（等価線量，実効線量）との関係を**図5.3**に示す。

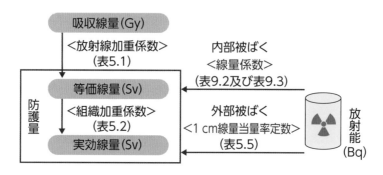

図 5.3　放射能と防護量との関係

　放射性元素の量（Bq）からの内部被ばく線量（**預託等価線量，預託実効線量**）を算定する場合には，ホールボディカウンタや，バイオアッセイなどによって測定・評価した放射性元素の体内量からの摂取量（Bq）を求め，核種毎に与えられている線量係数（μSv/Bq，単位摂取量当たりの等価線量または実効線量（**表9.2及び9.3**））を用いて算定する。

　放射性元素からの外部被ばく線量は，放射性元素と人体との距離，時間などによって，線量は異なる。核種毎に与えられている1cm線量当量率定数（**表5.5**に例示）を基に，放射性元素との距離，接している時間を考慮して求める。例えば，370 MBqのイリジウム－192から50 cm離れた場所に15分間いた場合の外部被ばく線量は，（0.139×370×1/4）/0.5^2＝51.43 μSvとなる。1cm線量当量率定数を用いて算定した外部被ばく線量は，放射性元素としての形状が極めて小さい（点線源に近い）こと，放射性元素は，遮へいのない状況であることを前提に求めたものである。密封小線源は，カプセルなどに密封されており，核医学診療に用いる放射性医薬品はバイアルなどに入っているので，これらの遮へい効果を考える必要がある。

5-8 接頭語（極めて大きい，極めて小さい数・量の表し方）

　極めて大きな数字や，極めて小さな数字，ゼロがたくさん並んだ数値の代わりに，**表5.6**に示す接頭語を使って表記する。接頭語を使うことにより，間違いなく一見して量の多寡を知ることができる。

表5.6　大きな数値あるいは小さな数値を表す接頭語

名 称	記号	係 数	名 称	記号	係 数
ペタ	P	10^{15}(1,000,000,000,000,000)	デシ	d	10^{-1}(0.1)
テラ	T	10^{12}(1,000,000,000,000)	センチ	c	10^{-2}(0.01)
ギガ	G	10^{9}(1,000,000,000)	ミリ	m	10^{-3}(0.001)
メガ	M	10^{6}(1,000,000)	マイクロ	μ	10^{-6}(0.000001)
キロ	k	10^{3}(1,000)	ナノ	n	10^{-9}(0.000000001)
ヘクト	h	10^{2}(100)	ピコ	p	10^{-12}(0.000000000001)
デカ	da	10^{1}(10)			

例えば，0.002 Sv は 2 mSv であり，5,000,000 Bq は，5 MBq である。

Essence

　放射線は，人々に便益をもたらすと同時に，被ばくに伴う有害な健康影響をもたらす可能性のある要因の一つである。放射線利用に当たっては，被ばくに伴う健康影響の発生を防止または制限すること，すなわち放射線防護を徹底させることが大前提である。

　環境中の数多くの有害要因（空気汚染物質，土壌汚染物質，水質汚染物質など）の中で，放射線被ばくに伴う人の健康影響に関する情報（疫学調査結果など）は豊富であり，影響の程度（発生頻度や重症度）と被ばく線量との関係も明らかにされていることが特徴である。

　放射線被ばくに伴う健康影響は，被ばく線量，潜伏期間（被ばく後の臨床的な健康影響が現れるまでの期間）の長さなどに着目して次のように区分する。

　　①放射線防護の視点から：「組織反応（確定的影響）」と「確率的影響」

　　②潜伏期間の長さに着目して：「早期影響」（急性影響）と「晩発影響」（慢性影響）

　　③影響の現れる個体などに着目して：「身体的影響」と「遺伝性影響」

　放射線利用に当たっては，放射線防護の視点から，被ばくする全ての人々の「組織反応」（がんと遺伝性影響以外の健康影響）の発生を防止し，「確率的影響」（がん及び遺伝性影響）のリスク（発生頻度・発生率など）を適切なレベルに制限することが目標として掲げられている。

6-1　放射線利用と健康被害の歴史

　1895年にレントゲン博士によってX線が発見されて以降，放射線が人工的に利用されるようになった。放射線利用の初期の段階では，放射線の有害影響に対する配慮がなされないままの状況下で，医療，研究目的にX線やラジウムが利用されたために，医療スタッフや研究者，患者などに皮膚傷害や血液疾患が発生した。ラジウムを含んだ夜光塗料を時計や計器の文字盤に塗る作業（筆先を舐めて穂先を尖らせて塗布）に従事していた女性作業者には，骨髄炎や白血病，骨肉腫が発生した。

　ウラン鉱山の作業者の肺がんの発生率が高いことが注目され，これが，天然の放射性物質である気体状のラドンの吸入による内部被ばくが一因であることが明らかにされた。

医療領域では，良性疾患に対する治療のために放射線が利用され，その結果，照射部位に関連した二次性の放射線誘発がんなどが発生することが明らかとなった。過去に，医療目的（良性疾患の治療などを目的として）で放射線の照射を受けた患者を対象にした**疫学調査**は現在も継続して行われている。

①頭部の白癬症（頭皮の白癬菌（カビの一種）の増殖を抑えるために頭髪を人工的に脱毛させ頭皮の湿潤状態を避け紫外線を受けやすくするため）や強直性脊椎炎（疼痛を緩和するため），授乳期乳腺症（疼痛緩和のため）などの良性疾患に対する治療目的で放射線が利用され，脳腫瘍，白血病，乳がん，肺がんなどの放射線誘発がんが問題となった。

②肺結核の治療のために人工的な気胸が施行され，この施術状況を確認するためにＸ線透視が頻回に行われ，放射線誘発の肺がんや白血病が問題となった。

③1930年代から1940年代に血管造影剤として用いられたコロイド状放射性物質である二酸化トリウム（トロトラスト）が肝臓や骨髄に沈着し，肝硬変，肝がん，白血病などの誘発が問題になった。

6-2　放射線利用に伴う健康影響に関する情報源（疫学調査）

放射線被ばくに伴うヒトの健康影響を評価するための**疫学研究**（**コホート研究，患者対照研究**など）が数多く行われている。その主なものを**表6.1**に示す。

(1) 自然放射線の高いレベルの地域の住民

表 6.1　ヒトの健康影響に関する主な情報源

①広島・長崎の原爆被爆者
②放射線治療患者
③放射線診断患者
④放射線業務従事者
⑤自然放射線の高い地域の住民
⑥放射線事故の被災者

・自然放射線のレベルが世界の平均に比べて３～５倍高い地域（インドのケララ地方，中国の広東省陽江など）の住民

・屋内ラドンレベルが高い地域の住民

(2) 医療被ばくに伴う患者

・良性疾患に対する放射線治療患者（頭部白癬，強直性脊柱炎，乳腺症など）

・放射線診断（透視検査）を受けた患者（肺結核の施療として人工気胸を受けた患者）

・CT検査を受けた小児　など

(3) 放射線作業者

・日本の原子力発電所の作業者を含め，世界各地の原子力・放射線施設の作業者を対象にした大規模な疫学調査

・放射線技師を対象にした調査　など

（4）原子力施設周辺の住民

・セラフィールド（英国）周辺の住民　など

（5）広島・長崎の原爆被爆者

　放射線の健康影響に関する疫学調査として最も貴重で，重要なものは広島・長崎の原爆被爆者の協力を得て行われている**疫学調査**（**LSS：Life Span Study**）である（7章参照）。

（6）原子力・放射線事故の被災者

・1957年，ソビエト連邦ウラル地方チェリャビンスク州マヤック核施設で発生した原子力事故（爆発事故）及び，数年にわたり，施設から放出された放射性廃棄物に起因した環境汚染に伴うテチャ川流域の住民

・1986年に発生した旧ソ連のチェルノブイリ事故処理に係わった作業者

コラム 19　「遺伝的影響」か「遺伝性影響」か

　子孫（offspring）に出現する可能性のある影響（継世代影響）としてICRP（国際放射線防護委員会）は，hereditary effects, heritable effectsという用語を用いてきた。ICRPの日本語訳に当たっては，日本アイソトープ協会のICRP勧告翻訳検討委員会では，Publication 60（hereditary effects）の翻訳の際には「遺伝的影響」としてきたが，Publication 103（heritable effects）の翻訳に際しては「遺伝性影響」に変更した。そこで，本書でも，初版では身体的影響に対する継世代影響を「遺伝的影響」としてきたが，改訂に当たっては，ICRPの日本語訳と合わせて「遺伝性影響」とすることとした。

　なお，Publication 60及びPublication 103ともに，付録の中にはgenetic effects（in offspring, in man, in mammalianなど）という用語も使われている。

6-3　身体的影響（Somatic Effects）と遺伝性影響（Heritable Effects）

　身体を構成する細胞は，体細胞と生殖細胞に大別される。体細胞に生じた変化が原因となって発生する影響，すなわち被ばくした本人（個体）に出現する影響を**身体的影響**という。妊娠中の胎芽・胎児の被ばくに伴う影響も身体的影響である。**確率的影響**の一つである「がん」も，身体的影響である。不妊は，生殖細胞に生じた変化であるが，被ばくした個体に出現する影響であり身体的影響の一つである。

1 章
2 章
3 章
4 章
5 章
6 章
7 章
8 章
9 章
10 章
11 章
12 章
演習 1
演習 2
演習 3
演習 4
演習 5
演習 6
演習 7
演習 8
GW

　遺伝性影響は, 生殖細胞に起こった遺伝子変異が次世代以降に伝えられ, 発生する影響で, 被ばくした本人 (個体) ではなく子どもや孫の世代に発生する可能性のある影響である。遺伝性影響は, 生殖能力がある, あるいは将来生殖能力を持つ年齢層の人々の生殖腺 (卵巣, 精巣) の被ばくが問題になる。放射線防護上は, 子どもと孫の世代までの 2 世代の影響を考慮することにしている。かつては, 遺伝性影響の程度を表す量として, 遺伝有意線量 (生殖腺の線量と, 将来持つ子どもの人数を掛け合わせた線量) が用いられたが, 現在は用いられていない。

　生殖腺 (生殖細胞) の被ばくでは, 遺伝性影響と身体的影響 (がん, 不妊など) が出現する可能性がある。放射線被ばくに伴う放射線影響の区分を**図6.1**に示す。

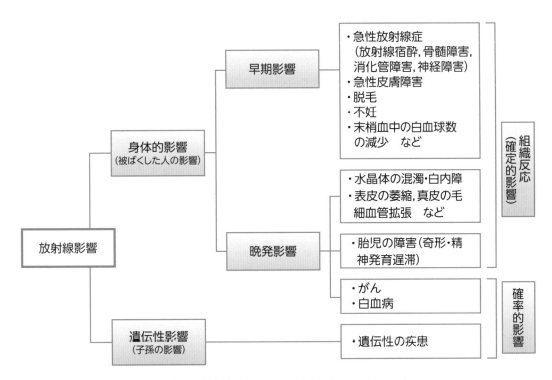

図 6.1　放射線被ばくに伴う放射線影響の分類

6-4　早期影響・急性影響 (Early Effects, Acute Effects) と晩発影響・慢性影響 (Late Effects, Chronic Effects)

　被ばくから, 臨床的に明らかな健康影響の出現するまでの時間を潜伏期間という。潜伏期間の長さは, 被ばくした臓器・組織, 被ばく線量などによって異なる。

放射線影響を，潜伏期間の長さにより**早期影響（急性影響）**と**晩発影響（慢性影響）**に区分する。

　早期影響は，被ばく後，1〜3か月以内に出現する影響，晩発影響は被ばく後数か月以降に出現する影響である。がん及び遺伝性影響は晩発影響である。早期影響は，被ばく線量が高い場合には出現する可能性が高まるが（例えば，放射線治療患者の有害事象としての副作用，3章参照），放射線防護・安全手段を徹底することにより，放射線利用に伴う早期影響の発生を防止する（発生をゼロにする）必要がある。

6-5　組織反応（確定的影響 Tissue Reaction）と確率的影響（Stochastic Effects）

　放射線の健康影響に関する線量影響関係（被ばく線量と影響の程度（重症度）との関係），及び，線量反応関係（被ばく線量と影響の発生頻度との関係）に着目して，放射線影響を，①**組織反応（確定的影響）**と②**確率的影響**の2つに区分する（**図6.2**）。

組織反応（確定的影響）

・しきい線量を越えて被ばくした場合に現れる

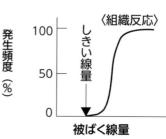

確率的影響

・しきい値が存在せず，線量の増加とともに影響の発生確率が増加する

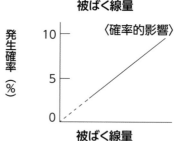

図6.2　組織反応と確率的影響の線量反応関係

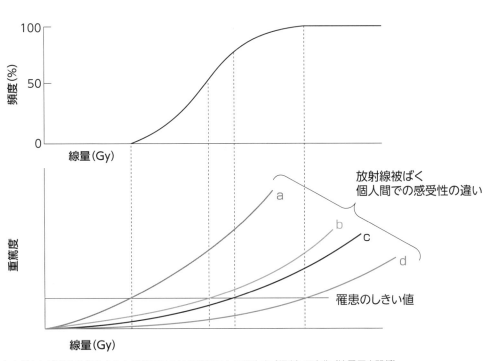

上：さまざまな感受性の個人からなる集団における線量による発生率（頻度）の変化（線量反応関係）。
下：全集団を構成する放射線感受性が異なる4つのサブグループ（aが最も放射線感受性が高く，dが最も放射線感受性が低い）に関する線量 対 応答（重篤度）の関係（線量影響関係）。

ICRP118から引用

図 6.3　組織反応の線量と頻度または重篤度との関係性

（1）組織反応

　　組織反応は，しきい線量を超えた被ばくをした場合には，線量の増加とともに影響（組織反応・症状）を発症する人の割合（頻度）が増加し，影響の重症度も重くなる（**図6.3**）。

　　組織反応は，放射線被ばくにより臓器・組織を構成している多数の細胞の中の所定の数以上の細胞が細胞分裂・増殖の停止，細胞変性，細胞死を起こし，臓器・組織の機能を喪失した場合に，臨床的に明らかな反応，症状として検出される。傷害を受けた細胞の数が所定の数に達しない場合には，傷害を受けていない細胞が臓器・組織の機能を代償するために，臨床的な症状として出現しない。臓器・組織の反応・症状として臨床的に検出される最小の線量を，しきい線量という。しきい線量を超えた場合には，被ばく線量の増加に伴い細胞死・細胞変性を起こす細胞数が増加し，臓器・組織の反応・症状が重篤になる（**図6.3**の下図）。例えば，皮膚傷害を例にあげると，被ばく線量の増加とともに，紅斑（発赤），表皮の落屑，浮腫・水疱，潰瘍，壊死と組織の反応・症状は重篤になる。生殖腺被ばくの場合は，線量が低い場合は，不妊は一時的不妊であり，妊孕力は回復するが，線量が高い

1章
2章
3章
4章
5章
6章
7章
8章
9章
10章
11章
12章
演習1
演習2
演習3
演習4
演習5
演習6
演習7
演習8
GW

場合は永久不妊となる。

　放射線に対する感受性は個人によって異なる（個体差）ために，同じ組織反応でも臨床症状が現れる線量は個体（個人）によって異なる（**図6.3**の下図のa, b, c, d）。集団の中の放射線感受性の高い個体（**図6.3**の下図のa）に組織反応が出現する線量を，しきい線量としている。しきい線量の推定の不確かさを考慮して，集団の中の1%の個体に症状が出現する線量（ED$_1$：1% effective dose）をしきい線量としている。

　身体の臓器・組織を構成する細胞の放射線に対する感受性は，細胞の種類によっても異なる。一般的に，細胞分裂を繰り返している細胞（細胞周期の短い骨髄細胞，消化管粘膜細胞，表皮の基底細胞など）の感受性が高く，これらの細胞を含む臓器・組織が組織反応に対する感受性が高く，しきい線量の値が低くなる。したがって，組織反応のしきい線量は，臓器・組織によって異なる。主な組織反応のしきい線量の値を**表6.2**に示す。

表6.2　主な組織反応のしきい線量の値

| 組織・臓器 | 反応, 症状 | しきい線量（ED$_1$）*（Gy） | | 発症時期 |
		低線量率被ばく	急性被ばく	
骨髄	造血機能低下	0.4/年	0.5	
全身	悪心・嘔吐		1	
	骨髄死		2〜3**	30〜60日
	腸管死		6	6〜9日
肺	放射線肺炎	15	7〜8	1〜7か月
精巣	一時的不妊	0.1	0.1	3〜9週
	永久不妊	6	6	3週
卵巣	永久不妊	6	3	
皮膚	初期紅斑		2	2〜24時間
	主紅斑		6	約1.5週
	一時的脱毛		3	約3週
	永久脱毛		7	約3週
眼	水晶体（視力障害）	0.5	0.5	20年
循環器系	心血管疾患	0.5	0.5	10〜15年
胎児（3〜8週齢）			0.1	

＊ED$_1$：約1%の人に影響が現れる線量
＊＊適切な医療処置が行われた場合

ICRP Publ.118（2012）を元に作成

組織反応のしきい線量の値は，放射線治療患者や放射線事故の被災者などの人のデータを基に推定された値である。

　最近，心・循環器疾患や眼の水晶体に関して，原爆被爆者を対象にした疫学調査結果（**表6.1**）などで，従来の組織反応のしきい線量に比べて低いしきい線量の存在を示唆するデータが示されている。これらの疾患は，病因としてさまざまな要因が関連し，ベースライン（放射線被ばくに関係しない発生率）が高い疾患である。ICRP は，水晶体に対して線量限度（職業人）を 150 mSv/年としていたが，しきい線量が 0.5 Gy に引き下げられたため，2011 年のソウル声明において，5 年平均 20 mSv/ 年（単年で 50 mSv 未満）を勧告した。これを受けて，国内の放射線防護関係法令では眼の水晶体の等価線量限度は 5 年で 100 mSv（単年で 50 mSv）と変更された（2021 年 4 月 1 日より）。

（2）確率的影響（がん）

　確率的影響には，がんと遺伝性疾患が含まれる。

　放射線被ばくに伴うがんの発生頻度（リスク）などは，人を対象にした疫学調査の結果から求められている。しかし，数 100 mSv 程度より低い被ばくの場合に，がんの発生率が増加するか否かは疫学調査の結果から明らかにすることはできない。これは，がんは，放射線被ばくの有無にかかわらずさまざまな要因が関連して発生しており，低線量領域では，放射線被ばくによるがんの過剰な増加を疫学調査などで確認することが難しいからである。しかし，疫学調査結果により放射線被ばくに伴うがんの発生が確認できないことをもって，低線量の被ばくではがんが発生しないと断定することはできない。がんは，放射線被ばくによって生じた一つの細胞の遺伝子変異が，がんに発展すると考えられているの

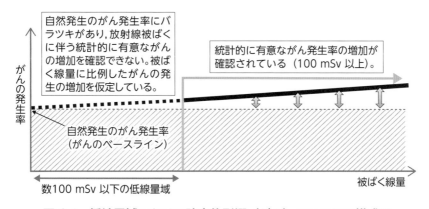

図 6.4　低線量域における確率的影響（がん）のリスクの模式図

で，低線量領域（放射線防護・安全上注目しなければならない線量領域）の確率的影響については，**図6.2**に示すしきい線量の存在しない直線関係（**LNT：Linear-Non Threshold**）の線量反応関係を仮定して，リスクを評価し，放射線防護方策の立案などに活用している。

放射線被ばくに伴う確率的影響（がん）のリスク評価の考え方を**図6.4**に示す。がんのリスク評価の詳細については，7章で詳述する。

(3) 確率的影響としての遺伝性影響（がんに関しては7章参照）

遺伝性影響は，放射線の電離作用により，生殖細胞に「遺伝子変異」あるいは，多数の遺伝子の集まった染色体に異常（形や数の異常）が生じ，それが子孫に伝えられて身体の異常や疾病が発現するものである。

遺伝性影響に関しては，1928年に放射線を照射したショウジョウバエから生まれる個体に羽が短い，眼の色が変わるなどの変化が生じ，これが遺伝子の変化によることが報告され，放射線被ばくと遺伝性影響が問題にされるようになった。その後，マウスやサルなどの実験動物を使った実験で，高い線量で遺伝性影響の発現が報告されてきた。

放射線被ばくに伴うヒトの遺伝性影響に関しては，**表6.3**に示す対象集団について検討されてきたが，疫学調査の結果では，放射線被ばくに伴う遺伝性影響の発生は確認されていない。しかし，疫学調査結果でヒトの遺伝性疾患の発生が確認できないことをもって，放射線被ばくに伴うヒトの遺伝性影響の発生の可能性（リスク）を否定することはできない。そこで，放射線による遺伝性影響に関しても，がんの場合と同様に，しきい線量が存在しない直線性の線量反応関係（LNT）を前提（ゼロリスクはない）にしてリスクを推定し，放射線防護方策が構築されている。放射線被ばくに伴う遺伝性影響のリスクは，ヒトで自然に発生している遺伝子変異率（放射線被ばくと関係なく発生している遺伝子変異率）とマウスの実験結果から得られた倍加線量（遺伝子変異の頻度を2倍にする線量）を用いて推定している（コラム20参照）。

表6.4に，確率的影響の**名目リスク係数**を示す。名目リスク係数は，がんや遺伝性影響の発生率，死亡率，がんや遺伝性疾患が発生した場合の余命の損害も考慮して求められた値で，性別，年齢や国による違いを考慮せずに，低線量・線量率の被ばくのリスクとして一律に適用できる値である。

遺伝性影響のリスクは，がんのリスクに比べて小さい。従来の遺伝性影響のリスクの推定方法を変更（潜在的回収能補正係数などを導入）したために従来の評価値（ICRP

Publ.60）に比べて小さな値となった。

表 6.3　放射線被ばくに伴うヒトの遺伝性疾患に関する疫学調査

疫学調査		影響の指標
広島・長崎の被爆二世		出生時の異常，出生児体重，性比，染色体異常，血液タンパク質の変化，死亡率，DNA
自然放射線のレベルの高い地域の子ども	インド	出生時の異常，出生時体重，性比，死亡率
	中国	出生時の異常，出生時体重，性比，死亡率
放射線科医の子ども		出生時の異常，性比
放射線技師の子ども		出生時の異常，性比
Ｘ線診断を受けた女性の子ども		出生児体重，性比

表 6.4　確率的影響の名目リスク係数（1 Sv 当たり）

被ばく集団	がん	遺伝性影響	合計
全集団	0.055	0.002	0.057
成人（18 〜 65 歳）	0.041	0.001	0.042

ICRP Pub.103（2007）

コラム 20

遺伝性影響のリスク推定方法（倍加線量法）

　遺伝性影響のリスク評価は，ヒトの遺伝子突然変異率，マウスの実験から求められた倍加線量，遺伝子突然変異が疾病に寄与する割合，遺伝子変異が疾病として発現する割合を考慮して次式を基に推定される。

遺伝性疾患のリスク＝ $P \times (1/DD) \times (MC) \times (PRCF)$

P：自然発生の遺伝子変異率

DD（倍加線量）：1 Gy　（自然発生の遺伝子変異率を2倍にする線量）

MC（遺伝子変異成分）：遺伝性疾患の発生に関して遺伝子突然変異が寄与する割合

PRCF（潜在的回収能補正係数）：遺伝子変異が遺伝性疾患として発現する割合（常染色体潜性遺伝病：1.0, 常染色体顕性疾患：0.15 〜 0.30, 慢性多因子性疾患：0.02 〜 0.09など）

6-6　胎児の放射線影響（組織反応）

　卵管部で受精した受精卵は，約9日間後に子宮壁に着床し，分化・成長し，40週間後に出生にいたる。

　胎児は，細胞分裂・分化を繰り返している細胞から構成されており，放射線に対する感受性が高い。胎児の放射線影響に対する感受性は，胎芽・胎児の分化・成長の時期によって異なる。

　胎芽（受精から器官形成期までを胎芽と呼ぶ）・胎児の時期を，①着床前期，②器官形成期，③胎児期の3つの時期に分け，放射線被ばくに伴う胎児の健康影響が検討されている。

①着床前期：受精卵が子宮壁に着床するまでの期間で，受精後9日までの期間である。この時期の胎芽（胎齢8週までを胎芽と呼ぶ）の主な影響は「胎芽死亡」である。多くの場合，母親自身，医療スタッフが妊娠に気づかない時期である。

　　産科学的な胎児齢（妊娠齢）は，最終月経の初日から起算されているので，月経が正常周期の場合は胎齢に2週間加えた値となる。

②器官形成期：各臓器・器官に分化する原基ができる期間で，胎齢3〜8週の時期である。器官形成期のヒトの各臓器・組織の原基が分化する時期は「カーネギー発生段階」（ステージ1〜ステージ23）として示されている。器官形成期の胎芽が，しきい線量を超える放射線を被ばくした場合には，被ばくした時期に原基が分化する臓器・組織に対応した奇形が発生する可能性がある。

　　奇形に対して感受性の高い器官形成期とくに器官形成期の初期は，多くの妊婦が妊娠に気づいていない場合が多い。母体の下腹部が照射野に入る放射線診断（腹部CT検査，注腸造影検査など）の際の胎児の被ばくをさけるために，いわゆる「10日規則」が活用される（コラム21参照）。

③胎児期：各臓器・組織に分化した胎児が成長を続ける胎齢9週以降の時期である。この時期にしきい線量を超える被ばくをした場合には，発育・成長の遅れが発生する可能性がある。

　胎児の放射線影響として着目されている精神発達遅延に関する感受性の高い時期は，胎齢8〜25週の時期であり，とくに，胎齢8〜15週の感受性が高い。

　胎芽，胎児の放射線影響のしきい線量の値を**表6.5**に示す。

表 6.5　胎芽，胎児の放射線影響のしきい線量

胎児の障害	しきい線量 (Gy) [*1]	障害が問題となる胎齢
奇形	0.1 ～ 0.2	3 ～ 8 週間
IQ の低下	0.1	8 ～ 25 週間
重度の精神発育遅滞	1	8 ～ 15 週間

[*1] ICRP Publ.84 を元に作成

コラム 21　いわゆる「10日規則」
妊娠に気づかない時期の胎児の被ばくを防ぐためのX線診断の受け方

胎児の放射線被ばく，放射線影響に不安を持つ母親が多い。

放射線被ばくに伴う胎児影響の主なものとして，①死亡，②奇形の発生，③精神発達遅延，④発育の遅れがある。胎芽死亡・流産（胎齢8週までの胎児を胎芽と呼ぶ）及び奇形発生に対する感受性の高い時期（胎齢8週まで）には，妊娠に気づいていない母親が多い。そこで，妊娠に気づかない時期の母体の放射線診断に伴う胎児の放射線被ばくを避けるために，妊娠可能年齢の女性の放射線診断に際しては，いわゆる「10日規則」が，かつてはICRPによって提案されていた。

「10日規則」：生殖可能年齢の女性に対する緊急性のない下腹部が照射野に入る放射線診断は，妊娠している可能性が極めて小さい，直近の月経開始日から10日以内に行う。

この時期は，月経周期が正常な女性の場合は，排卵前であり妊娠している可能性はないからである（**左下図**）。下腹部が照射野に入る放射線診断としては，腹部の単純撮影，腹部骨盤CT，血管造影検査などがある。

被ばく線量が，奇形発生のしきい線量以下の放射線診断であっても，放射線診断を受けたことを心配し後悔する母親が多いこと，胎児の被ばく線量が高い放射線診断があることなどから，母親の安心のための手段として「10日規則」の適用は有用であると考えている。

下腹部を照射野に含む放射線治療（診断・治療）で緊急性を要しない診療は，妊娠している可能性のない，直近の月経の開始日から10日以内に行う

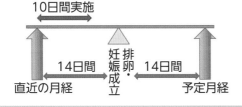

下腹部が照射野に入る放射線検査
腹部単純撮影/腹部CT/注腸造影検査など

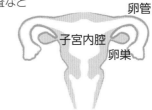

6-7　放射線影響と放射線防護

　放射線防護の目標は，「被ばくする全ての人々の組織反応の発生を防止し，確率的影響の発生を制限する」ことである。この目標を達成するために種々の防護方策が企画・立案され実施される。

　組織反応には，しきい線量が存在するので，放射線利用に伴い被ばくする全ての人々の被ばく線量を，組織反応のしきい線量以下にすることで発生をゼロにすること（防止）ができる。

　確率的影響の線量反応関係については，放射線防護上，しきい線量の存在しない直線関係（LNT）の仮定をおいている。放射線利用に当たっては，「ゼロリスク」を求めるのではなく，リスクがあることを前提に防護方策を考えていく必要がある。そこで，放射線防護上は，確率的影響はリスク（発生率など）を，一定のレベルに「制限」することを目標にしている。

　リスクに対する人々の受け止め方は，個人によって異なり，受け入れることができるリスクレベルも異なるために，リスクの「制限」レベル（被ばく線量）の判断は慎重に行っていく必要がある。放射線防護方策を検討する際の，リスクの容認の程度，すなわち被ばく線量の上限値の設定のために，国際放射線防護委員会（ICRP）は，**表6.6**に示す被ばく状況に対応した被ばく線量範囲を提示している。放射線業務従事者に対する線量限度や原子力災害時の避難指示などは，この表に示す値を参考にして決定されている。

表6.6　被ばく状況に対応した被ばく線量範囲

急性または年間の被ばく線量（mSv）	防護基準の適用例
1以下	・通常時の一般公衆の線量の上限値
1〜20	・通常時の職業被ばくの上限値 ・被ばく源が存在している状況（現存被ばく状況：ラドンや汚染土壌）における被ばくの上限値
20〜100	・緊急時の被ばくの上限値

放射線被ばくに伴うがんのリスク

1章
2章
3章
4章
5章
6章
7章
8章
9章
10章
11章
12章
演習1
演習2
演習3
演習4
演習5
演習6
演習7
演習8
GW

Essence

　放射線被ばくに伴うがん及び遺伝性影響（確率的影響）の発生する可能性を，罹患率，死亡率として量的に表したものを「リスク」という。放射線被ばくとがん罹患率，死亡率との関係を明らかにするための数多くの疫学調査が行われているが，放射線利用に伴う被ばく線量の領域（数100 mSv以下）でのがんのリスクを疫学調査の結果から直接求めることは難しい。これは，放射線被ばくに伴うがんのリスクに比べて，放射線以外のさまざまな要因が関係して発生しているがんの罹患率や死亡率（ベースラインという）が高いために検出することができないからである。そこで，放射線利用に伴う被ばく線量の領域に対応したリスクは，疫学調査研究やさまざまな実験的な研究などで得られたデータと数理モデルを使って推定される。

　放射線被ばくに伴うがんのリスクは，しきい線量は存在せずに，被ばく線量の増加に伴って直線的に増加する（LNT：しきい線量のない直線モデル）との考え方の下で，「リスクがある」ことを前提にして放射線防護が組み立てられている。放射線利用に伴う確率的影響に関してはリスクを，「被ばくする人々の認知の下で"制限すること"」を防護の目標にしている。放射線リスクに対する認識や受け止め方が人々によって異なる中で，放射線利用が進められるために，リスクコミュニケーションが重要とされる。

　リスクコミュニケーションに当たっては，放射線被ばくに伴うリスクがどのような考え方のもとで推定されたものであるか，さらに，推定されたリスクは放射線防護・安全の視点でどのように利用されているかを理解しておく必要がある。

　本章では，放射線被ばくに伴う確率的影響の中の「がん」のリスクについて解説する（遺伝性影響のリスクについては6章参照）。

　放射線リスクは，放射線被ばくに伴うがんや遺伝性疾患の発生する可能性（罹患率や死亡率として）を定量的に表したもので，「危険」を表す用語ではない。「リスク」を日本語に訳さないのは，発生の可能性を量的に表していることを表現する適切な訳語が見当たらないからである。

　放射線防護の分野で使われている「リスク」に関して，推定に至った背景，推定方法，推定されたリスクの意味合いなどを理解する必要がある。本章では，放射線被ばくに伴うリ

スクの考え方，リスク推定のために使われているデータやモデルなどを解説する。

コラム 22　がん，悪性腫瘍，悪性新生物

　　自律的に増殖を続ける組織を腫瘍という。腫瘍は良性腫瘍と，悪性腫瘍に区分される。良性腫瘍は，悪性腫瘍に比べて増殖のスピードが遅い。悪性腫瘍は，無限に自律的な増殖を続け，浸潤（がんの周辺に滲み出るように広がっていくこと）や転移（腫瘍から離れた部位に飛び火すること）を生じ，悪液質（持続的な体重減少，骨格筋の減少などが起き，進行性の機能障害を生じる）の状態に陥ることがある。悪性腫瘍の総称を「がん」という。がん，悪性腫瘍，悪性新生物は同じ意味を持つ用語である。病理学の分野では，「悪性腫瘍」が，衛生統計の分野では，「悪性新生物」が主に用いられている。本書では，臨床分野で汎用されている「がん」を用いることとした。「がん」は，上皮細胞から発生した「癌あるいは癌腫」，非上皮細胞から発生した「肉腫」，造血臓器から発生したがんに区分される。肺がん，胃がん，大腸がん，乳がん，子宮がん，卵巣がん，舌がん，喉頭がん，咽頭がん，前立腺がんなどは上皮細胞から発生した「癌」である。肉腫には，骨肉腫，軟骨肉腫，横紋筋肉腫，平滑筋肉腫，線維肉腫，脂肪肉腫，血管肉腫などがある。

　　造血臓器から発生するがん（白血病，悪性リンパ腫，骨髄腫など）以外の臓器・組織に発生したがん（癌及び肉腫）を「固形がん」（塊をなしている）と呼ぶ。

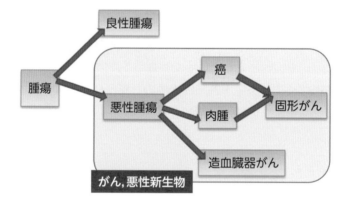

7-1　放射線リスク

「リスク」は，「望ましくない影響が起こる可能性」を確率的な量として表したもので，「リスクが大きい」「リスクは極めて小さい」などのように用いる。

放射線防護の分野では，放射線防護に関するさまざまな方策を検討する際の，がんの発生確率を表す「物差し」として使う。

1895年にX線が発見され，放射線が医療や研究の目的で利用されるようになった直後から，患者や医療スタッフ，研究者などに放射線障害が発生し，放射線防護・安全の必要性が認識されるようになった。放射線被ばくによる，末梢血中の白血球数の減少や，皮膚傷害などのように，しきい線量を超えた場合でないと影響が問題にならない障害（組織反応という）に関しては，被ばく線量をしきい線量以下にすることにより発生を防ぐことはできた。1950年代以降，低線量の被ばくに伴い発生が増加するか否かを断定的に判断することができない「がん」が放射線防護上の主な健康影響となり，この影響の程度を表す「リスク」という物差しが必要とされ，放射線のリスクは，「確率的影響（がん及び遺伝性影響）の発生確率」の意味で用いられるようになった。

「リスクがあるから安全ではない」などのように，安全とリスクは対義語のように誤解されがちである。「絶対的な安全（ゼロリスク）は存在しない」こと，すなわち，「リスクがあること」を前提にしてリスクは考えられている。このような前提の下で，安全をどのように定義するかについては，多くの試みがされているが，確立した考え方はない。ISO/IEC（国際標準化機構）は，安全とは「リスクを許容可能なレベルまで削減した状態」と定義している。

放射線利用に伴って被ばくする線量領域（数100 mSv以下）におけるリスクを推定する必要があるが，疫学調査の結果からは，がんの発生の有無を断定的に判断できないことから，線量に比例してリスクは大きくなるとの前提（仮定）でリスクが推定され，リスクに対応した放射線防護方策が計画され実行されている。放射線防護上，採られている前提（仮定）が，「微量なレベルでも危険性がある」という人々の認識につながり，推定されたリスクを社会がどのように受け止めるかが難しい問題となっている。

7-2　放射線リスクを推定するための情報源（疫学調査）

環境中に存在する数多くの化学物質などによる健康影響に比べて，放射線の健康影響に関しては，リスクを推定するための疫学調査や，動物実験の結果などの情報が豊富であることが大きな特徴である。

人の健康影響を推定するための情報源として最も有用なデータは，疫学調査結果から得られたものである。しかし，疫学調査では，放射線利用に伴い被ばくする可能性のある線量領域でのがんの増加を統計的に検出することができないのが現状である。そこで，数100 mSv以下の被ばくに伴う放射線リスクを疫学調査，動物実験のデータを用いて，推定することにしている。

　放射線リスクを推定するために以下に示す疫学調査が現在も続けられ，放射線リスクの推定の情報として活用されている。

①広島・長崎の原爆被爆生存者

②放射線診断・治療を受けた患者（強直性脊椎炎の放射線治療，乳腺症患者の放射線治療，CT検査を受けた小児患者など）

③原子力施設で働く作業者

④医療スタッフ（診療放射線技師など）

⑤原子力施設の事故による被災住民（チェルノブイリ事故の被災者，マヤック事故に伴うテチャ川流域の住民）

⑥鉱山労働者（ラドンガス濃度の高い鉱山で働く作業者）

⑦屋内ラドンレベルが高い家屋に住む住民

⑧自然放射線レベルの高い地域の住民（インドケララ州，中国広東省など）

　放射線被ばくががんの原因として寄与する割合が小さいこと，喫煙などの交絡因子を評価した上で放射線のリスクを推定することが十分にできていないことなどから，現状では疫学調査結果では，100 mSv程度よりも低い線量領域で，がんの発生率の増加は観察できていない。

　数多くの疫学調査の中で，放射線リスクの評価に当たっての代表的な疫学調査は，広島・長崎の原爆被爆者（原爆被爆生存者）を対象にした前向きコホート調査（以下，原爆データ）である。原爆データは，以下の理由でリスク推定に当たって重要視されている。

①子どもから高齢者までの幅広い年齢の人々を含んだ集団である。

②50年以上の長期間にわたって継続して追跡調査されている大規模な疫学調査である（1950年から2003年までの間に86,611名が調査の対象となっている）。

③原因となる放射線の曝露は，原爆が爆発した瞬間に受けたものであり，被ばく線量を物理的な測定量として測ることが可能であった（一人ひとりの被ばく線量が推定されている）。そのために，疫学調査により得られた疾患の罹患率（死亡率）を，線量反応関係として統計学的に分析することができる。

④放射線診療を受けた患者（医療被ばく）と異なり，基礎疾患を持たない集団である。

7-3　原爆被爆者の疫学調査から得られたデータ（原爆データ）

　原爆被爆生存者に関する最新の報告では，被ばく時の年齢，死亡した年齢を考慮した線量反応関係が推定され，次の結果が得られている。

①がんによる死亡のリスクは，被ばく時年齢とがんで死亡した時の年齢（到達年齢という）によって異なる。例えば，30歳で被ばくした人が70歳になった時にがんで死亡するリスクは，1 Gy被ばくの場合に，被ばくしなかった人に比べて，1.42倍となった。この数値は，被ばく時年齢が上がれば小さくなり，被ばく時年齢が下がれば大きくなることがわかった。

②線量反応関係は，ほぼ直線的な関係となり，しきい線量，つまり，がんの発生がゼロと断定できる線量を導くことができなかった。

③100 mGy程度よりも低い線量の領域では，被ばくした集団と被ばくしない集団との間のがんの死亡率には，統計学的な有意差を認めることができなかった。

　疫学調査結果で統計的に有意な影響が観察されないことをもって，放射線被ばくに伴うがん死亡率が増加しないと断定することはできない。

7-4　動物実験データ

　原爆データが，瞬間的な被ばく（急性被ばく）であることから，同じ線量を長期間にわたって受けた場合に同じ影響が生じるか否か，すなわち，線量率効果があるか否かについて，動物実験データに注目した解析が行われているが，現時点では，ヒトに適用できる低線量・低線量率のリスクのデータを提供できるまでには至っていない。

　また，がんの発生機序（DNA損傷と突然変異，がん関連の遺伝子変異，幹細胞の動態とがん，など）を生物実験によって明らかにすることを目的に，さまざまな研究がおこなわれてきたが，放射線リスクの推定に活用できるまでには至っていない。

　動物実験で明らかになった事実として，カロリー制限をしたマウスでは放射線発がんの発生率が著しく減少することが明らかになっている。

7-5　放射線リスク（がん）の推定の基礎

　大規模な疫学調査（多くの対象者を長期間にわたって追跡した調査）である原爆被爆生存者を対象にした疫学調査でさえも100 mGy程度よりも低い線量の領域では，がんの増

1章
2章
3章
4章
5章
6章
7章
8章
9章
10章
11章
12章
演習1
演習2
演習3
演習4
演習5
演習6
演習7
演習8
GW

加を，直接観察することができない。そこで，データと数理モデルを用いて，がんの放射線リスクを推定することが必要となる。

（1）放射線リスク推定のためのデータ

リスク推定に用いられているデータは，広島・長崎の原爆被曝者の疫学調査から得られた結果である。骨がんと皮膚のがんについては，罹患率が低いために原爆被爆者のデータからは提供されていないので，骨がんの放射線リスクは，医療目的でラジウム–224を投与された患者の疫学データを利用して推定している。

（2）推定のための数理モデル（リスクモデル）

原爆データを用いてリスクを推定するに当たっては，データを適切に表現できる数理モデル（リスクモデルと呼ばれる）を利用する。リスクを推定するために用いられる数理モデルは以下の通りである。

①**線量反応関係モデル**

②**リスク投影モデル**（放射線被ばく後から，生涯にわたるがんの発生を推定するためのモデル）

③**リスク転換モデル**（ベースラインの異なる集団のリスクを推定するために用いるモデル）

数理モデルの中で最も議論が多いのが，線量反応関係に関するモデルである。

用いる数理モデルによって推定値は異なる。例えば，線量とがん罹患率との関係では，ごく低い線量まで直線と仮定するか，曲線と仮定するかで，低線量領域での推定値は異なる。低線量領域のデータが存在しても，ベースラインに比べて小さい放射線リスクを推定するためのデータ数として十分でないために推定値の信頼区間が広くなり，疫学調査結果から特定のモデルを決めることが困難である。

リスク推定に当たっては，①被ばく時年齢，②到達年齢（がんと診断された年齢），③出生年も重要な要因となる（**図7.1**）。

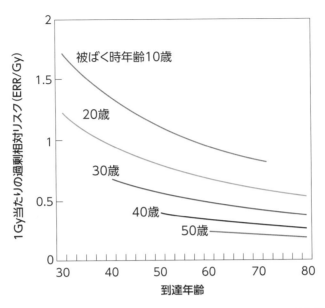

図 7.1　過剰相対リスクと被ばく時年齢及び到達年齢との関係（原爆被爆生存者に関する1950 年から 2003 年までの間に 86,611 名を追跡調査した結果）[*]

[*] Ozasa K,et al., *Radiat.Res.***177 (3)** ,229-243（2012）　*Radiat.Res.***179 (4)** e40-41（2013）図改訂

7-6　線量反応関係モデル

線量反応関係に関しては，**図 7.2** に示す以下のモデルが考えられている。

①直線モデル

②下に凸の直線2次モデル

③上に凸の直線2次モデル

④しきい線量の存在するモデル

⑤ホルミシス型モデル（低線量領域で，発生確率がマイナスとなる）

原爆データの解析では，固形がんでは直線モデルが最も適合し，白血病では直線2次モデルがデータに適合するとされている。白血病に関しては組織型（ALL, AML, CML, CLL）によって線量反応関係モデルが異なる傾向があることも報告されている。

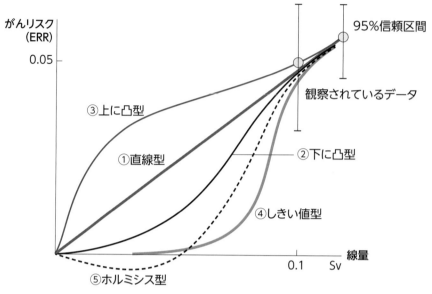

図7.2　低線量リスク推定のための線量反応モデル

7-7　リスク投影モデル・リスク転換モデル

　被ばく後から，生涯にわたるがんの発生率（生涯リスク）を推定するためのモデルをリスク投影モデルと呼び，ベースライン（放射線被ばくと関係のないがんの罹患率・死亡率など）の関与の仕方で，次の二つのモデルが使われている。

①過剰相対リスクモデル

②過剰絶対リスクモデル

　過剰相対リスクモデルはベースラインに依存して放射線のリスクが増加すると予測するモデルである。これに対して，過剰絶対リスクモデルは，ベースラインとは独立して線量の増加とともにリスクは増加すると予測するモデルである。このため，原爆データでの過剰絶対リスクを他の集団にも適用できる。

　集団（国や民族など）が異なるとがん罹患率・死亡率のベースラインが異なるのでリスク転換モデルを用いて，異なる集団へ原爆データをあてはめてリスクを求める。

　乳がんのベースラインが日本に比べて高い米国では，原爆データを米国人に適用する場合，過剰相対リスクモデルを用いると日本人よりも高い放射線リスクを推定することになる。逆に，胃がんは日本人のベースラインが高く，米国では低いので，過剰相対リスクモデルを用いると日本人よりも低い放射線リスクを推定することになる。

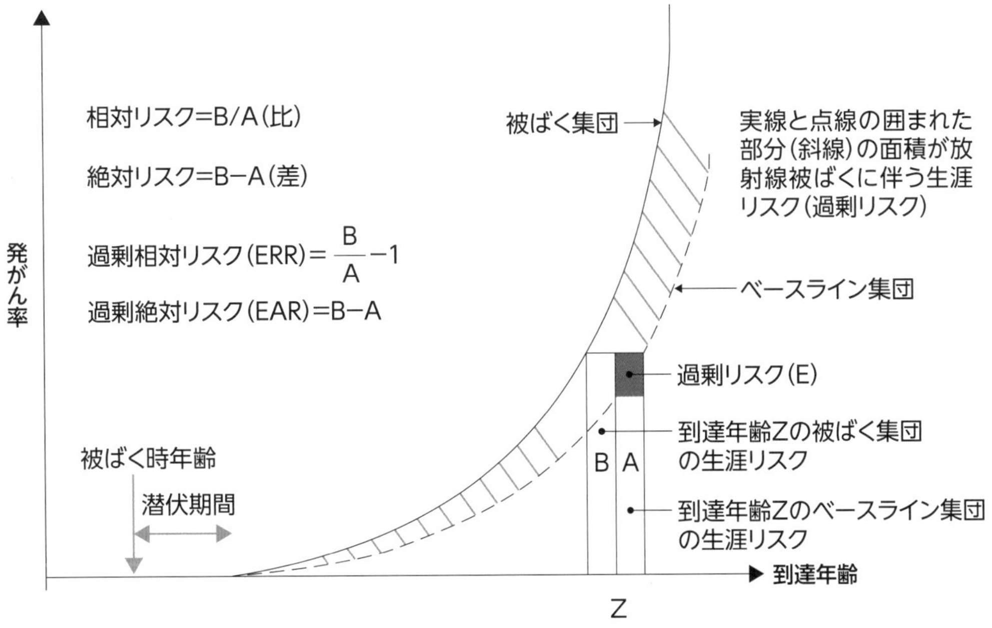
発がん率
相対リスク=B/A(比)
絶対リスク=B−A(差)
過剰相対リスク(ERR)= B/A −1
過剰絶対リスク(EAR)=B−A
被ばく集団
実線と点線の囲まれた部分(斜線)の面積が放射線被ばくに伴う生涯リスク(過剰リスク)
ベースライン集団
過剰リスク(E)
到達年齢Zの被ばく集団の生涯リスク
到達年齢Zのベースライン集団の生涯リスク
B
A
被ばく時年齢
潜伏期間
到達年齢
Z

図 7.3　放射線リスク（がん）の表現方法（相対リスクと絶対リスク）

7-8　放射線リスクの表し方

放射線のリスク（発生の可能性，発生確率）の主な表現方法は以下の二つである（**図 7.3**）。

①絶対リスク（または過剰絶対リスク）

②相対リスク（または過剰相対リスク）

放射線リスクが，放射線被ばくによってベースラインから増加した「過剰」分であることを明確にするために「過剰」を付して表現する。

放射線被ばくによって「1000人に5人の割合でがん死亡が増加する」と表現するものを「絶対リスク」という。一方，放射線被ばくにより，「ベースラインに対して1.005倍がん死亡が増加する」と表現するものを相対リスクと呼ぶ。

この2つの量が，パーセント（%）で表現されている場合には混乱を招きやすい。例えば，絶対リスクで「0.5 %の増加がある」，相対リスクで「0.5 %の増加がある」と表現されている場合，それぞれの大きさは異なっている。前者は，1000人中の5人が放射線被ばくにより過剰増加したことを意味し，後者はベースラインを1とした時に，1.005であることを意味する。

放射線防護に適用するがんのリスク（低線量・低線量率や長期間被ばくにおけるリスク）

は，1 Sv 当たり過剰絶対リスクが5％増加するとしている。がんのベースラインの生涯リスクが30％の場合は，1 Sv の被ばくに伴うがんの生涯リスクは35％，0.1 Sv (100 mSv) では30.5％となる。

　リスクを表現する方法として，がんが発生したことによって失われる時間（平均余命や健康寿命など）に着目した尺度が使われている。余命損失は，放射線被ばくを受けた集団の平均余命と放射線被ばくを受けていない集団の平均余命の差として，生命表を用いて算出される。

　最近では，WHO が定義した健康寿命に注目した「障害調整生存年（DALY）」が健康指標の一つとして，リスク比較において考慮されるようになってきている（*Lancet*,**390**, 1345-1422 (2017)）。

　放射線防護では，致死がんと非致死がん（皮膚がん，甲状腺がんなど），さらには潜伏期の短い白血病や潜伏期間の比較的長い固形がんなどを考慮した「デトリメント（損害）」を定義し評価してきた。しかし，放射線防護分野特有の量であるために理解されにくいという欠点がある。今後は，時間を単位とするリスクの表現として DALY などの公衆衛生で広く利用される量が注目されると期待される。

　放射線リスクはリスクモデルを用いて推定されたものであり，低線量になるほどリスクは小さくなるが，その推定値の不確かさは逆に大きくなること，集団全体の健康影響を表し，集団を構成する平均的な個人のリスクを推定したものであって，個人の生活習慣や遺伝的背景などの違いを考慮した時のリスクとは異なる可能性があることを認識しておく必要がある。

7-9　リスク認知とリスクコミュニケーション

(1) リスクコミュニケーション

　「リスクがゼロ」という状況はないこと，すなわち，「リスクがある」ことを前提としている。

　人々がリスクを理解することが難しいとされること，人々のリスク認知にはある傾向があることなどが社会心理学分野の研究で明らかになってきて[*1]，安全概念とリスク概念は社会心理学の立場から議論され，定義されるようになっている[*2]。

　人のリスク認知については，恐ろしさの因子と未知性の因子が関係するとされている。すなわち，遺伝子組換作物のように未知性の高いハザード（潜在的な危険性のあるもの）はリスクが高いと認知され，喫煙のように恐ろしさが弱く，馴染みのあるハザードはリス

クが小さいと認知される傾向にある。リスクを確率で表現する時，リスクが高いものは主観的に過小に認知し，リスクが低いものは主観的に過大に認知する傾向があることも知られている。

*1　Fischhoff,B. 他著，"リスク―不確実性の中での意志決定"丸善出版（2015）
*2　土田編著，"安全とリスクの心理学―こころがつくる安全のかたち"培風館（2018）

　このように，専門家は障害（健康影響）の発生確率と重症度でリスクを表現するのに対して，人々のリスク認知は，恐ろしさと未知性の２つの側面で捉える傾向にあるため，両者の間にリスクに対する認識のギャップが生じている。このギャップを解決するために，単にリスク情報を一方的に伝えるのではなく，リスクについての関心や意見を汲み取った，双方向的な情報伝達のプロセスであるリスクコミュニケーションの重要性が強調されている。

　リスクを単なる確率的な量として捉えるのではなく，社会的価値やリスク認知を除外して考えることはできないという考え方が主流となっている。

（2）リスクの比較

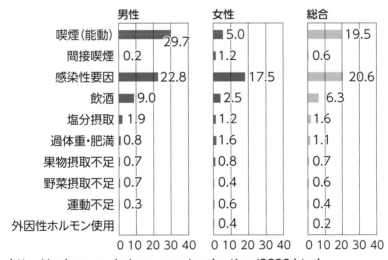

http://epi.ncc.go.jp/can_prev/evaluation/2832.html

図 7.4　日本におけるがんの原因

出典：国立がん研究センターがん情報サービス

　定量的に表現される放射線リスクを他の要因に関連したリスクと比較し，人々に情報を提供していく必要がある。リスクコミュニケーション上のリスク情報として提供するリス

クとしては以下のものがある。

①がんの原因別のリスク

　がんリスクマネジメントの観点から，がんリスクをより低減するために必要な措置として何を優先するべきかを考えることができる。

　がんリスクを理解するために，国立がん研究センターでインターネット上に公開している「がんリスクチェック」では，シミュレーション計算された生活習慣によるリスク（**図7.4**）が提示されており自由にアクセスすることができる（https://epi.ncc.go.jp/riskcheck/index.html）。

②自然放射線の線量

　放射線リスクは，被ばく線量に比例すると考えて放射線防護が行われている。リスクの多寡を考える物差しとして被ばく線量（実効線量）を利用することができる。比較対象の被ばく線量として，人々にとって身近な放射線である自然放射線を用いることができる。自然放射線による被ばく線量に比べて，1/10あるいは1/100のような低い被ばく線量の場合の説明には使える。しかし，10倍，100倍など，より高い被ばく線量の場合には，線量だけでは人々の認知を得ることは難しい。

③医療被ばく（放射線診断）に伴うリスク

　放射線診断に伴う被ばくは，患者が受けるメリットがはっきりしており人々にとって最も身近で認識しやすい放射線被ばくである。医療被ばく（放射線診断）を他の放射線源からの被ばくと比較するために，実効線量で表されていることが多いので注意が必要である。医療被ばくのリスク予測に実効線量が利用されることがあるが，リスクは，年齢，性，集団の特性に依存する。組織加重係数は，一定の年齢構成を持つ仮想的な集団を対象に年齢と性について平均化して評価したものであり，特定の個人に適用することを意図していない。防護のためのリスク予測と特定の集団や個人のすでに受けた線量に伴うリスク推定とは区別する必要がある。

　放射線診断に伴う放射線被ばくに対して不安を抱く患者に対しては，診断に伴うリスクとベネフィットを比較し判断していくことが求められる。

④日常生活におけるリスク

　放射線リスクを，交通事故などのリスク（事故で死亡する確率）と比較されることがあるが，自動車運転のような自発的な行為に伴うリスクと，放射線リスクのように非自発的行為に伴うリスク（医療被ばくを除く）の比較は人々が受け入れ難いことが明らかになっている。

8章

1章
2章
3章
4章
5章
6章
7章
8章
9章
10章
11章
12章
演習1
演習2
演習3
演習4
演習5
演習6
演習7
演習8
GW

8章 外部被ばくと防護手段

Essence

　外部被ばくは，体外にある線源（放射性物質や放射線発生装置など）から放出される放射線に人体が暴露されることであり，透過力の高いX線，γ線，中性子線などが問題となる。外部被ばく線量を測定・評価するためのさまざまな放射線測定器が開発され，実用化されている。線源と身体の間に遮へい物を置くこと（遮へい），線源との位置関係（距離）や線源と係わる時間をコントロールすること（時間）により外部被ばくによる線量を低減することができる。これを，「外部被ばくの防護の3原則：時間・距離・遮へい」と通称する。

　施設・設備の改善，医療スタッフなどの作業方法の改善や工夫をすることにより，外部被ばくを低減することができる。

8-1　外部被ばく

　身体の外（体外）にある放射線発生装置や放射性物質から放出される放射線を人体に受けることを「**外部被ばく**」という（4章参照）。外部被ばくを生じる放射線は，透過力の大きいX線，γ線，中性子線などである。医療領域における外部被ばく源として代表的なものは放射線発生装置としてのX線発生装置がある。

　放射線の医療利用に伴い，看護職に外部被ばくが生じる可能性のある状況を**表8.1**に示す。

表8.1　医療放射線利用に伴う看護職の外部被ばく

放射線診断	・X線撮影の際の患者の介助（身体保定など） ・透視を伴う検査の際の患者の介助（身体保定など） ・IVRを受ける患者の介助（身体保定など） ・核医学診断用の放射性医薬品の小分け作業など
放射線治療	・密封小線源（永久刺入）治療を受けた患者のケア ・核医学治療を受けた患者のケア

8-2　外部被ばくの特徴

（1）被ばくに寄与する放射線は透過力の大きい放射線に限られる。

　放射線源と被ばくする身体の間には，空気，着衣，皮膚の表皮層など放射線を遮る物質があり，線源から放出されたα線やエネルギーの低いβ線は，これらの物質と衝突し，そ

れぞれの放射線の持つエネルギーの一部あるいは全部を衝突物に与え消滅し，人体に到達しないために被ばくには関係しない。外部被ばくに関連する放射線は，X線，γ線，中性子線など透過力の大きい（飛程の長い）放射線に限られる（1章参照）。

(2) 放射線は，体表面（皮膚）を経て身体に入射する。

　体外にある放射線源（発生装置や放射性物質）からの放射線は，体表面を経て人体に入る（入射）ので，入射面となる皮膚の被ばく線量が他の臓器・組織の被ばく線量に比べて高くなる（例外としては，重粒子線治療や陽子線治療などに用いる一部の放射線は，がん病巣などの標的の線量が最も高くなる。**3章・図3.5**）。入射放射線の線量が大きい場合には皮膚障害が出現する頻度が高くなる。放射線診断の適正化のために提案されているX線撮影，透視検査に伴う「診断参考レベル」（3章参照）は入射表面線量（mGy）で表示されている。

(3) 被ばく源（線源）のコントロールが，内部被ばくに比べて容易である。

　内部被ばくの原因となる放射性物質（線源）が体内に取り込まれた場合には，放射性物質を意図的に排除することは難しい。これに対して，外部被ばくの原因となる線源は，意図的に人から隔離することが容易である。放射線治療に使われる密封線源（組織内治療や腔内治療（RALS）用の線源など）は，使用時以外は遮へいが施された貯蔵施設・容器に保管されており，被ばくは生じない。診断や治療に用いられるX線発生装置は，電極に高い電圧（数10kV〜数10MV）をかけた場合（スイッチをオンにしている間）に限りX線を発生する。

　線源からの放射線の量や被ばく線量は，さまざまな測定器（個人モニタ，サーベイメータなど）を用いて，直接，測定することが可能である。したがって，外部被ばくに関するモニタリングは，内部被ばくのモニタリングに比べ，容易である。

8-3　外部被ばくの線量評価

　計画被ばく状況下における放射線業務従事者の被ばく線量に対して上限値（線量限度：**10章・表10.3**参照）が規定されており，測定・評価が必要とされる線量は，①実効線量，②眼の水晶体の等価線量，③皮膚（四肢）の等価線量である。

　実効線量及び等価線量は，防護のための線量（防護量）として，吸収線量に放射線加重係数や組織加重係数を乗じて補正（修飾）された線量であるために，直接，測定すること

はできない。そこで，防護量に対応した外部被ばくの計測可能な実用量，すなわち，実効線量は1cm線量当量，眼の水晶体の等価線量は3mm線量当量，皮膚の等価線量は70μm線量当量を，それぞれの用途に応じて開発された線量計（個人モニタなど）を用いて測定する（**表8.2**）。

表8.2　外部被ばく線量の測定・評価

評価対象	測定する量	測定器
実効線量	1mm線量当量（体表面から1cm深）	個人モニタ，電子式個人線量計
皮膚の等価線量	70μm線量当量 （体表面から70μm深*）	個人モニタ（リングバッチ）
眼の水晶体の等価線量	3mm線量当量（体表面から3mm深）	個人モニタ（水晶体用モニタ）

*表皮の基底細胞層の深さ

8-4　外部被ばくに関するモニタリング

（1）実効線量のモニタリング（測定・評価）

　個人線量計（個人モニタ）を用いて測定・評価する。**個人モニタ**には**図8.1**に示すものが汎用されている。個人モニタでは，個人モニタの使用期間（装着期間）中（1か月または3か月）の集積線量が測定される。短期間（管理区域への一時的な立入りなど）の実効線量を測定するための線量計（**図8.1**）も実用化されているので，放射線を取り扱う業務を行う機会・期間が限られている看護師などは，この線量計を用いて管理区域立入期間中の被ばく線量を立入りの都度，確認することができる。

　全身が均等に被ばく（**全身均等被ばく**）する場合には，身体の1か所（胸部または女性は腹部）に装着した個人モニタで実効線量を評価することができるが，被ばくが不均等な場合は，体幹部以外で最も多く放射線に暴露されるおそれのある部位（頭頸部など）にも個人モニタを装着し，複数の個人モニタで実効線量を評価する必要がある。医療スタッフの場合，鉛入り防護衣（体幹部用）を使用して業務に当たるために**不均等被ばく**（防護衣に覆われた身体部位と防護衣に覆われていない身体部位では被ばく線量が異なる）となるので，防護衣の内側（体幹部）と，防護衣に覆われていない頸部などの2か所に個人モニタを装着する必要がある（**図8.2**）。

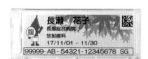
全身用モニタ
（OSL 線量計）
提供：長瀬ランダウア

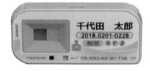
全身用モニタ
（ガラス線量計）
提供：千代田テクノル

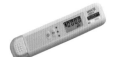
全身用モニタ
（半導体線量計）
提供：日立製作所

手指用モニタ
（熱ルミネセンス線量計）
提供：長瀬ランダウア

水晶体用モニタ
（熱ルミネセンス線量計）
提供：長瀬ランダウア

図 8.1　個人モニタの種類

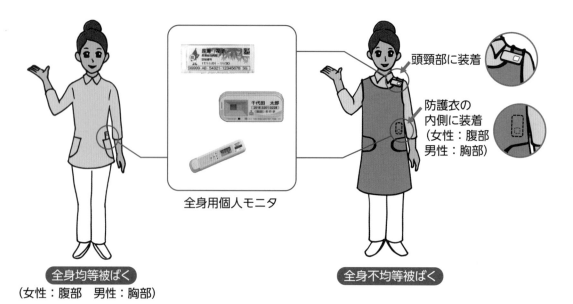

図 8.2　実効線量を測定・評価するための個人モニタの装着部位

　2か所（体幹部及び頭頸部）に個人モニタ装着した場合の実効線量は次式で求める。
（防護衣内側の個人モニタの値）× 0.89 ＋（頸部の個人モニタの値）× 0.11

　なお，0.89及び0.11は，防護衣に覆われた身体部位に存在する臓器・組織の組織加重係数（5章参照，**表5.2**）の和（0.89）と防護衣に覆われていない身体部位に存在する臓器・組織の組織加重係数の和（0.11）である。

(2) 眼の水晶体の等価線量のモニタリング

　眼の水晶体の等価線量は，眼の近傍に装着した線量計で測定・評価する。ただし，全身均等被ばくの場合，あるいは不均等被ばくで体幹部（胸部または腹部）に加え，頸部に個人モニタを装着している場合には，体幹部あるいは頸部に装着した線量計の測定値から眼の等価線量を推定することができる。水晶体の等価線量を眼の近傍に装着した個人モニタで測定するための参考レベルが日本放射線看護学会のガイドラインに示されている。(http://www.rnsj.jp/wp-content/uploads/guideline_201217.pdf)

(3) 四肢の皮膚の等価線量の測定・評価

　頭・頸部，体幹部，上腕・大腿部以外の部位に，多くの被ばくをする場合には，その最も多く被ばくする部位に線量計を装着して，その部位の線量を測定・評価する。X線透視下で作業する医療スタッフの場合は，手・手指の被ばくが高くなる可能性が高いので，手首あるいは手指に線量計（**図8.1**）を装着し，皮膚の等価線量（70 μm線量当量）を測定・評価する。

8-5　サーベイメータの活用

　環境中に存在する放射線や放射性物質の量を簡単に測定するためのさまざまな**サーベイメータ**が開発されている。サーベイメータで測定する量は，空間線量率などであり，環境中の放射線・放射性物質の存在やその量を把握することはできるが，個人の被ばく線量を直接測定することはできない。

　サーベイメータによって検出できる放射線の最大・最小強度（最小の検出能力を感度という）や効率よく測定できる放射線の種類が異なるので，目的によってサーベイメータを使い分ける必要がある。なお，同じサーベイメータでも，設定を変更すると測定条件などが変わることを利用して，環境中の放射線量や放射性物質の量を目的に合わせて測定することができる。被ばく線量の推定のためにはγ線に対する感度の高いシンチレーションサーベイメータ（シンチレータとしてはNaI(Tl)，CsI(Tl)）が用いられる。β線の測定にはシンチレータとしてプラスチックを利用したサーベイメータが汎用されている。放射性物質の汚染のチェックにはGMサーベイメータが利用される。GMサーベイメータの場合，約100 μsecの不感時間があるので，測定値（cpm）が高くなると数え落としたり，測定できなくなる（窒息現象という）ので，正しい方法で測定する必要がある（**演習3**）。

現在，利用されているサーベイメータの種類を**図8.3**に，特徴などを**表8.3**に示す。

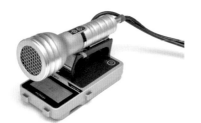

GMサーベイメータ
提供：日立製作所

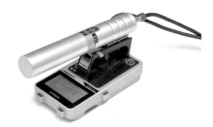

NaI(Tl)シンチレーションサーベイメータ
提供：日立製作所

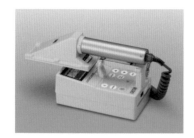

ZnS(Ag)サーベイメータ
提供：日立製作所

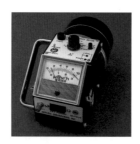

電離箱式サーベイメータ
提供：応用技研

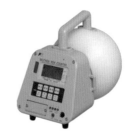

中性子線用サーベイメータ
提供：富士電機

図 8.3　サーベイメータの種類

表 8.3　サーベイメータの種類と特徴

種類	測定する線量など	特徴
GMサーベイメータ	cpm (μSv/h)	・β線を効率よく測定（表面汚染のチェックに適している） ・線量率が高くなると数え落としが生じたり，測定不能となる（窒息現象）
NaI(Tl)シンチレーションサーベイメータ	μSv/h	・γ線の空間線量率の測定に適している ・感度が高い（バックグラウンド～ 30 μSv/h） ・線量率が高くなると測定できない
電離箱型サーベイメータ	μSv/h μSv	・X線の空間線量率の測定に適している ・感度はNaI(Tl)サーベイメータに比べると低い 　（0.1 μSv/h ～） ・高い線量率でも測定できる
ZnS(Ag)サーベイメータ	cpm	α線の表面汚染の測定に適している
中性子サーベイメータ（レムカウンタ）	μSv/h μSv	中性子線の空間線量率の測定に適している

8-6　外部被ばくに対する防護手段

　外部被ばくの低減に関する3つの原則,「距離・時間・遮へい」を遵守することによって外部被ばく線量を低減することができる（**図8.4**）。

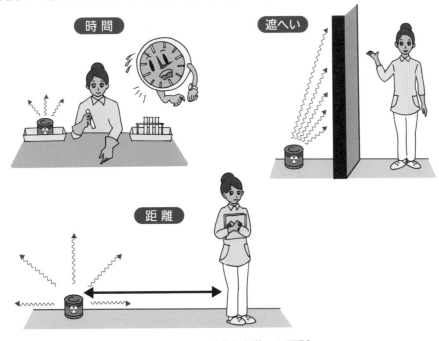

図8.4　放射線防護の3原則

（1）時間の短縮

　被ばく線量は線源と係わる時間に比例して増加する。したがって, 線源に係わる時間をできるだけ短縮することによって被ばく線量を低減できる。

（2）距離の確保

　線量は線源からの距離の2乗に逆比例（線源との距離が2倍になれば線量は4分の1に, 3倍になれば9分の1に減少）する。したがって, 線源と適切な距離をとることによって被ばく線量を低減できる。

（3）遮へい物の活用

　線源と身体の間に遮へい物を置くと, 放射線の一部が遮へい物に吸収されるので被ばく線量を低減できる。放射線と物質の遮へい効果を**図8.5**に示す。

身体に装着する遮へい物として，鉛入りの防護エプロン（**図8.6**），防護手袋，防護眼鏡，甲状腺プロテクタなどがある。これらの防護用品とくに防護手袋を装着したことにより，作業性が悪く作業時間が長くなってしまう可能性があるので，防護用品は，操作性との関係を考慮して選択する必要がある。防護エプロン（0.25 mm相当量以上の鉛を含んだ防護エプロン。重量約2 kg以上）を装着することによりX線による被ばく線量を約1/10以下に減らすことができる。

X線照射室には，遮へい物となる衝立などを配備し，衝立を適宜利用し，立ち位置を工夫することにより外部被ばくの低減化を図る。

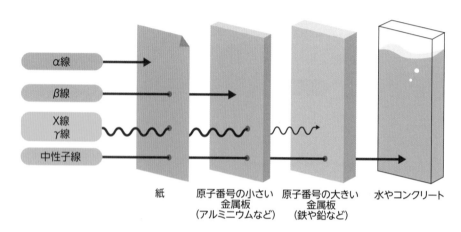

図8.5 放射線と物質の遮へい効果

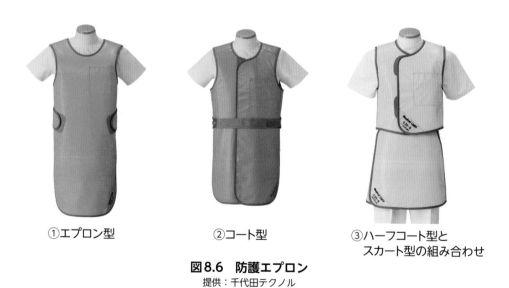

①エプロン型　②コート型　③ハーフコート型と
　　　　　　　　　　　　　　スカート型の組み合わせ

図8.6 防護エプロン
提供：千代田テクノル

8-7　医療領域における医療スタッフの外部被ばくを低減するための工夫

　放射線診療による職業被ばくの線量を低減するために，看護職自身が外部被ばくの防護の3原則（**図8.4**）を遵守する努力が必要である。また，現場の空間線量分布などを理解した上で，適切な行動（時間や立ち位置など）を工夫することが重要である。例えば，透視検査が行われている間は，X線が連続して発生していること，被ばくする放射線には，線源から患者に照射される直接線と，散乱線（患者に照射されたX線が患者の身体に衝突し，その後，進行方向を変えた放射線）が存在すること，X線管球の位置などを理解しておく必要がある。

(1) X線撮影，透視検査，IVR の際の患者の介助

　医療スタッフに有意な外部被ばくをもたらす診療行為は，透視を伴う検査やIVRである。
①照射室に入る場合には，**図8.6**に示す防護エプロンを必ず装着する。
②被ばく線量の測定・評価のための個人モニタを防護エプロンの内側の腹部（白衣のポケットなど）及び防護エプロンに覆われていない頸部（白衣の襟の部分など）に装着する。
③散乱線の被ばくを避けるために，不必要に患者に近づかない。散乱線の量は，患者との距離が近いほど多い。あらかじめ診療行為毎の空間線量率を測定し，医療スタッフの目に付くところに貼っておくことも効果的である。
④患者の身体の保定などが必要な場合には，看護師の手や腕などが直接線の中に入らないように注意する。
⑤IVR，透視を伴う検査の頻度の増加に伴い眼の水晶体の等価線量が高くなることが懸念されている。患者の介助にあたり，X線管球と看護師自身の距離を確保することにより眼の水晶体の線量の低減化を図ることができる。

(2) 放射線治療用の密封小線源の取り扱い

　治療用の密封小線源を取り扱う際には，必ず，トング（鉗子）などを使用し放射線源との「距離」を確保する。

(3) 核医学診断に伴う注意事項

①放射性医薬品の小分け作業が必要な場合には手早く行う。
②患者の体内に投与された放射性医薬品は，投与された時点以降は法令上は放射性物質

ではなくなり，患者の行動などは制限されない。このため，患者は「動く放射線源」となり，患者家族，医療スタッフなどの外部被ばくや放射性物質による汚染をもたらす可能性がある。核医学診療を受けた患者には，家族，とくに子どもとの接触を一定期間避けることを伝え，患者家族の被ばく線量の低減化を図ると同時に，看護師自身の被ばく線量の低減を図る。インビボ核医学検査を受けた患者周辺の空間線量率を**3章・表3.3**に示す。

8-8　一般病室でのポータブル（移動式）X線撮影装置の使用

X線撮影室への移動の困難な患者や在宅患者に対して管理区域外でポータブル（移動式）X線撮影装置を利用してX線撮影が行われることがある。

この場合，同室患者，患者家族，医療スタッフなどが，散乱線により外部被ばくを受ける可能性がある。ポータブル（移動式）X線撮影装置による撮影の際の，散乱線の量を**図8.7**に示す。照射野（撮影部分）の中心（患者）から2m以上離れれば，散乱線の線量は無視できるほど少なくなる。

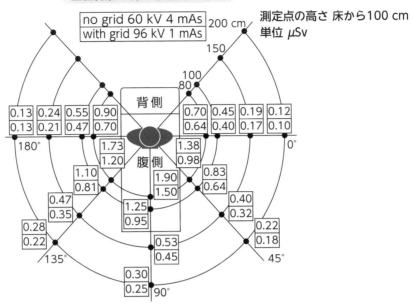

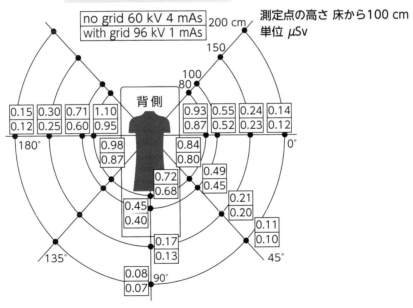

図 8.7　ポータブル（移動式）X線撮影装置による胸部撮影時の病室内の空間線量分布

（草間他, INNERVISION, 15 (6) ,79-81, 2000）

1 章
2 章
3 章
4 章
5 章
6 章
7 章
8 章
9 章
10 章
11 章
12 章
演習 1
演習 2
演習 3
演習 4
演習 5
演習 6
演習 7
演習 8
G W

9章 内部被ばくと防護手段

Essence

内部被ばくは，①呼吸（吸入摂取），②飲食物（経口摂取），③皮膚（経皮吸収）を通して体内に取り込まれた放射性物質から放出される放射線による被ばくである。

患者の静脈や，吸気などを通して体内に放射性医薬品を計画的に投与して行う診断（核医学診断）あるいは治療（核医学治療）により患者は内部被ばくをする。体内に取り込まれた放射性物質は，物理的な特性（壊変）と，化学的・生物学的特性（沈着・代謝・排泄など）により時間（半減期）とともに減少し，最終的には体内から消失する。

放射線利用に伴う内部被ばくを防ぐあるいは低減するためには，放射性物質による環境汚染（空気汚染や水質汚染，土壌汚染など）を防ぎ，放射性物質を摂取する機会，摂取する量を制限する防護方策を講じる必要がある。

9-1 内部被ばく

体内に摂取（気道や消化管などの体腔内に入ること：intake）あるいは取り込まれた（血液などの体液中に入ること：uptake）放射性物質から放出される放射線による被ばくを内部被ばくという。

放射性物質の体内への摂取経路として，①吸入，②経口，③皮膚吸収（傷がある場合は傷口から）がある。吸入摂取は放射性物質を含む空気の吸入（呼吸），経口摂取は放射性物質を含む水や食品の摂取，皮膚吸収は体表面に付着した放射性物質が皮膚を通して体内に取り込まれることである。

医療領域では，核医学診療（核医学診断や核医学治療）の目的で放射性医薬品を静注や吸入などにより計画的，意図的に人体に投与することにより，患者の内部被ばく（医療被ばく）が生じる。

9-2 内部被ばくの線量評価

(1) 放射性物質の半減期

体内に取り込まれた放射性物質は，2つの半減期（放射性物質の量が元の半分の量になるまでの時間，1章参照）により，時間の経過とともに減少していく。一つは，各放射性物質に固有の物理的な特性（壊変）による減少で，他の一つは，物質としての化学的・生物

学的な特性，すなわち生体の代謝を経て呼気，尿，汗，大便などを通して体外に排泄されることによる減少である。前者を**物理的半減期**，後者を**生物学的半減期**という。物理的半減期の長さは，放射性物質（放射性同位元素）固有の値であり，生物学的半減期の長さは，放射性であるか否かには関係なく，物質（元素あるいは化合物）としての化学的特性に基づき決まる。例えば，放射性のヨウ素－131（物理的半減期：約8日）も安定元素のヨウ素－127も，生物学的半減期は，約120日（化合物によって異なる）である。物理的半減期と生物学的半減期の両方で体内から放射性物質の量が減少していく時の半減期を**実効半減期**という。放射性物質の物理的半減期（T_p），生物学的半減期（T_b），実効半減期（$1/T_e = 1/T_p + 1/T_b$）を**表9.1**に例示する。

表 9.1　物理的半減期，生物学的半減期，実効半減期

核種名称	物理的半減期	生物学的半減期	実効半減期
セシウム－137（^{137}Cs）	30年	約110日（成人の全身）	約110日
ヨウ素－131（^{131}I）	8日	約120日（成人の甲状腺）	約7.5日

（2）内部被ばく線量として評価する線量—預託線量—

　内部被ばくは，放射性物質が実効半減期で減少し，体内から消失するまでの期間継続しており，放射性物質が体内に存在している期間の被ばく線量を合計（積算）したものが**内部被ばくの線量**である。内部被ばくの線量は，この積分線量を，摂取した年に受けたものとして取り扱うことにしており，これを「**預託線量**」という（**図9.1**）。半減期の長い放射性物質の積分線量を求める積算期間は，平均余命を考慮して，成人の場合（職業被ばく）は摂取から50年間，小児の場合（公衆被ばく）は70歳までとされている。預託線量は，放射性物質の摂取から排泄までの体内での動き（体内動態）を表すさまざまなモデル（呼吸気道モデル，消化管モデル，骨モデルなど）やパラメータ（呼吸量，水分摂取量など）を用いて算出する。放射性物質の摂取量から預託線量（**預託実効線量**，**預託等価線量**）を簡単に算定できるように線量係数（Dose Coefficients）が提示されている（**表9.2**，**9.3**）。線量係数は，放射性物質の摂取経路（吸入，経口摂取）別に提示されている。放射性物質の摂取量（単位：Bq）が分かれば，**表9.2**あるいは**9.3**に示す線量係数（単位：Sv/Bq）から預託線量（預託実効線量）（単位：Sv）を求めることができる。預託線量を求める際のパラメータの値などは年齢によって異なるために，年齢別の線量係数（**表9.3**）が提示されている。内部被ばくでは，放射性物質から放出されるγ線は全ての臓器・組織に被ばくをもたらすが，透過力の小さいα線やエネルギーの低いβ線は放射性物質が沈着している臓器・組織ある

いはその隣接臓器に被ばくは限定される。内部被ばくでは，α線を含む全ての放射線が被ばくに関与しており，これを一つの防護量で表すので，線量係数で示されている線量は放射線加重係数や組織加重係数で補正された等価線量（Sv）または実効線量（Sv）である。

表 9.2　成人の放射性物質の摂取量と預託実効線量（50 年間）の関係：線量係数（Sv/Bq）

核種*	半減期	吸入摂取		経口摂取
		粒子径 1 μm	粒子径 5 μm	
トリチウム	12.3 年	1.8×10^{-11}		4.2×10^{-11}
フッ素－18	109.7 分	6.0×10^{-11}	9.3×10^{-11}	4.9×10^{-11}
ガリウム－67	3.3 日	2.3×10^{-10}	2.8×10^{-10}	1.9×10^{-10}
ストロンチウム－90	28.8 年	1.5×10^{-7}	7.7×10^{-8}	2.8×10^{-8}
テクネチウム－99m	6 時間	1.9×10^{-11}	2.9×10^{-11}	2.2×10^{-11}
ヨウ素－123	13.2 時間	7.6×10^{-11}	1.1×10^{-10}	2.1×10^{-10}
ヨウ素－131	8.0 日	7.6×10^{-9}	1.1×10^{-8}	2.2×10^{-8}
セシウム－137	30 年	4.8×10^{-9}	6.7×10^{-9}	1.3×10^{-8}

*同じ放射性核種でも化合物によって線量係数の値は異なる。各放射性物質の中で最大値を示す化合物の値を表示した

ICRP Publ.68 を元に作成

表 9.3　年齢別の放射性物質の摂取量と預託実効線量の関係：線量係数（Sv/Bq）

	吸入摂取				経口摂取			
	1 歳	5 歳	10 歳	成人	1 歳	5 歳	10 歳	成人
トリチウム	1.0×10^{-9}	6.3×10^{-10}	3.8×10^{-10}	2.6×10^{-10}	1.2×10^{-10}	7.3×10^{-11}	5.7×10^{-11}	4.2×10^{-1}
ガリウム－67	1.0×10^{-9}	5.0×10^{-10}	3.6×10^{-10}	2.4×10^{-10}	1.2×10^{-9}	6.4×10^{-10}	4.0×10^{-10}	1.9×10^{-10}
テクネチウム－99m	1.0×10^{-10}	5.2×10^{-11}	3.5×10^{-11}	2.0×10^{-11}	1.3×10^{-10}	7.2×10^{-11}	4.3×10^{-11}	2.2×10^{-11}
ストロンチウム－90	4.0×10^{-7}	2.7×10^{-7}	1.8×10^{-7}	1.6×10^{-7}	7.3×10^{-8}	4.7×10^{-8}	6.0×10^{-8}	2.8×10^{-8}
ヨウ素－131	6.2×10^{-9}	3.5×10^{-9}	2.4×10^{-9}	1.6×10^{-9}	1.8×10^{-7}	1.0×10^{-7}	5.2×10^{-8}	2.2×10^{-8}
セシウム－137	1.0×10^{-7}	7.0×10^{-8}	4.8×10^{-8}	3.9×10^{-9}	1.2×10^{-8}	9.6×10^{-9}	1.0×10^{-8}	1.3×10^{-8}

ICRP Publ.72 を元に作成

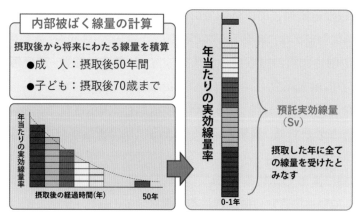

図 9.1　積算線量と預託線量

9-3　内部被ばくに関する個人モニタリング

　放射性物質の体内量（単位：Bq）や排泄量（単位：Bq）を測定し，**内部被ばく線量**（預託線量）を評価することを個人モニタリングという。

　内部被ばくの個人モニタリングの対象は，計画被ばく状況（2章）下では，非密封の放射性物質を取り扱う放射線業務従事者に限られる。放射性物質を取り扱うことができる場所は「管理区域」に限定されており，管理区域内で放射性物質を取り扱うことができる作業者は，放射線防護に関する教育・訓練を受けた放射線業務従事者に限られている。

　個人モニタリングは，①放射性物質の体内量あるいは排泄量を測定，②体内量あるいは排泄量から摂取量（単位：Bq）を算定，③摂取量から線量係数を用いて預託実効線量または臓器の預託等価線量を算定の手順で行われる（**図9.2**）。

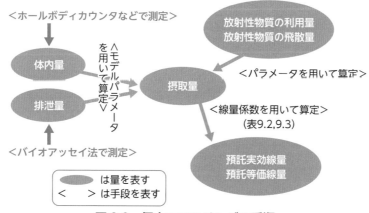

図9.2　個人モニタリングの手順

　放射性物質の体内量または排泄量の測定は以下の方法で行う。

　　①**体外計測法**（放射性物質の体内量を測定）

　　②**バイオアッセイ法**（試料中への放射性物質の排泄量を測定）

　　③**鼻スミア**（吸入による放射性物質の摂取の有無を測定）

　体外計測法では，**ホールボディカウンタ**（全身放射能測定装置）（**図9.3**）や肺モニタ，甲状腺モニタなどを用いて，体内に存在している放射性物質から放出される放射線（γ線など）を検出器で計測し，体内量を求める。計測した体内量を基に呼吸気道モデル，消化管モデル，骨モデル，体内動態モデルなどの放射性物質の体内での動態を表す数理モデルを用いて，放射性物質の摂取量を推定する。体外計測法は，透過性の高いγ線を放出する放射性物質（セシウム−137やヨウ素−131など）の体内量の測定に用いる。

バイオアッセイ法は，対象者から採取した試料（大便あるいは尿）中の放射性物質の量（排泄量）を計測し，排泄モデルを用いて摂取量を推定する。α線（プルトニウム－239など）やβ線（ストロンチウム－90など）など透過力の低い放射線を放出する放射性物質による内部被ばく線量を推定する場合は，バイオアッセイ法によって行う。

　鼻スミアは，鼻前庭部を綿棒などで擦り，それを放射線検出器で測定する方法である。吸入による放射性物質の摂取があったか否かのチェックには有用であるが，鼻スミアの測定結果から，放射性物質の摂取量を推定することは不確かさが大きく正確に算定することは難しい。

　ホールボディカウンタは，測定の精度を高めるために自然放射線（大地放射線や宇宙線）を遮へいする大きな鉄室を備えた大掛かりな装置から，原子力発電所などで使われている測定器の部分のみを遮へいした簡易型の装置まである。試料として大便を用いるバイオアッセイは，試料の調整（灰化するなど測定できる形にする）にかなりの手間を必要とする。

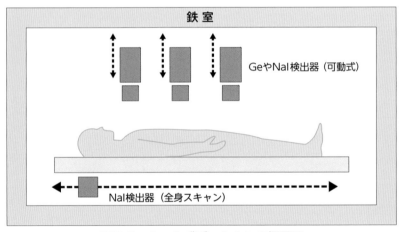

図9.3　ホールボディカウンタ概要図

　内部被ばくの個人モニタリングは，外部被ばくの個人モニタリングに比べて，労力を要するので，①取り扱う放射性物質の種類，量，空気中への放射性物質の飛散量から推定する方法や，②空気中放射性物質の濃度と呼吸量を用いて摂取量を推定する方法などの間接的な方法が用いられる場合が多い。核医学診療を行っている多くの医療施設では，放射線診療従事者に対する内部被ばくの管理は，上記①または②の方法で行っている。

9-4　内部被ばくに対する防護手段

(1) 非密封の放射性物質

放射性物質の密封状態により，密封放射性物質と非密封放射性物質に大別する（コラム23参照）。内部被ばくの可能性があるのは，非密封の放射性物質（主に液体）を取り扱う場合に限られる。医療の領域では非密封放射性物質は，核医学診断・治療に用いられている。密封小線源治療（組織内治療や腔内治療（RALS））の線源として使われているイットリウム－192，ヨウ素－125などは，カプセルなどに密封された密封線源であり，これらの放射性物質の取扱いに伴う患者，医療スタッフの内部被ばくはない。

コラム23　密封線源と非密封線源

「密封された放射性同位元素（密封放射線源）」は，その使用について，「放射性同位元素等規制法」（RI規制法）施行規則に次の通り記載されている。

「密封された放射性同位元素を使用する場合には，その放射性同位元素を常に次の①，②に適合する状態において使用をすることとされている。①正常な使用状態においては，開封または破壊されるおそれのないこと。②密封された放射性同位元素が漏えい，浸透などにより散逸して汚染するおそれのないこと」

日本産業規格では「放射性物質の飛散及び他の物質との接触を避けるため，カプセルに密封するか，カバーを接着した放射線源」と定義されている。

一方，「密封されていない放射性同位元素（非密封放射線源）」については，明確な法的定義がなく，一般的に，密封された放射性同位元素（密封放射線源）以外の放射性同位元素とされている。

---

(2) 非密封放射性物質の取扱い上の注意

非密封の放射性物質の取扱いに伴う内部被ばくを防ぐためには，

　①放射性物質による汚染の拡大防止

　②放射性物質の体内への取込みの防止

　を徹底する必要がある。

1) 汚染拡大防止の具体的な方策

作業環境及び一般環境への放射性物質の汚染の拡大を防止するために次のような方策が採られている。

①放射性物質を取り扱うことができる場所（管理区域）及び取扱いができる人（教育・訓練を受けた放射線業務従事者）を限定している。

②管理区域には，グローブボックスやドラフトなどが整備されており，放射性物質の作業環境中への拡散，一般環境への排出を防ぎ，空気汚染が起こらないようにしている。

③管理区域からの排水，排気中の放射性物質の濃度の基準値が法令で決められており，一般環境への放射性物質の汚染が拡散しないようにしている。

④放射線業務従事者が，管理区域から退出する際の退出基準が定められており，退出の際には，放射性物質による汚染がないことを放射線測定器（サーベイメータなど）を用いてチェックし，一般環境に汚染が拡大しないようにしている。原子力施設では管理区域への入退出時に，プラスチック検出器を備えた体表面モニタ（**図9.4**）で全身の汚染のチェックが行われている。

⑤管理区域から持ち出す物品は，放射性物質の汚染がないことをチェックした上で，持ち出す（管理区域からの物品の持ち出し基準値が法令で決められている）。

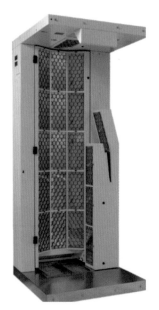

図9.4　α／β体表面汚染モニタ

提供：ミリオンテクノロジーズ・キャンベラ㈱

2）放射性物質の体内への摂取・取込みを防止するための具体的な方策

放射性物質を身体内に摂取しないように次の措置がとられている。

①管理区域内での飲食，喫煙が厳禁されている。

1章
2章
3章
4章
5章
6章
7章
8章
9章
10章
11章
12章
演習1
演習2
演習3
演習4
演習5
演習6
演習7
演習8
G W

②管理区域の空気中の放射性物質の濃度の上限値が法令で決められている。

③放射性物質により汚染した飲食物に対しては，「摂取制限」の措置がとられる（原子力施設の事故時など）。

④非密封の放射性物質を取り扱う場合には，ビニール製の防護衣，マスク，手袋などを装着する。

9-5　放射性物質による汚染の除去

放射性物質による身体表面や体内汚染が生じた場合には除染（放射性物質を除去すること）を行う。

（1）身体表面の除染方法

体表面に放射性物質による有意な汚染が検出された場合には，以下の点に留意しながら除染を行う。

①着衣の汚染がある場合には，汚染着衣を脱ぐ。

②体表面の汚染の部位を確認し，マークし，汚染範囲を拡大しないように除染する。

③流水による除染が効果的である。流水で除染する際には，除染水が口などに入らないように注意する。全身にわたる汚染がある場合には，頭部から足に向かって除染する。除染水は，一定期間，貯留しておく。

④流水での除染が困難な場合には，界面活性剤入りの洗剤を用いて，汚染が拡大しないように除染をする。

⑤除染に当たっては，軟らかいスポンジなどを用いて皮膚に傷をつけないように行う。

（2）体内に摂取・取り込まれた放射性物質の除去

一旦，体内に取り込まれた放射性物質を強制的に排出させることは難しい。放射性物質の多くは，尿を通して排泄されるので，できるだけ尿からの排泄を促進するために飲水をすすめる。

一部の放射性物質，例えば，プルトニウム，セシウムなどが一定量以上，摂取・取り込まれてしまった場合には，DTPA やアルギン酸ナトリウムまたはベルリン青（プルシアンブルー）などの除去剤を投与することにより，放射性物質の血液などの循環系への取り込みを抑えることができる。

原子力発電所の事故の際の，安定ヨウ素剤の投与は，放射性ヨウ素の甲状腺への沈着を

防ぐために行われる。これは甲状腺への取り込みを減少させるための防護措置であり，放射性ヨウ素を除去するための行為ではない（コラム24参照）。

コラム 24　原子力災害時の安定ヨウ素剤

　原子炉では，燃料としてウラン−235が使われている。ウラン−235は中性子を吸収し核分裂を起こし，エネルギーを生み出すと同時に，気体状の放射性ヨウ素（核分裂生成物）が生成される。原子力発電所の事故により，多重の防御機能（燃料ペレット，燃料被覆管，原子炉圧力容器，原子炉格納容器，原子炉建屋）が失われた場合には，気体状の放射性ヨウ素が大気中に拡散する。放射性ヨウ素を含む空気の吸入により，体内に取り込まれた放射性ヨウ素は，甲状腺に特異的に沈着する。これは，ヨウ素が甲状腺ホルモンの構成要素であるからである。そこで，放射性でないヨウ素剤（**安定ヨウ素剤**と呼ばれるヨウ化カリウムが用いられている）を，放射性ヨウ素が甲状腺に沈着する前に投与し，放射性ヨウ素が甲状腺へ取り込まれるのを阻止する。放射性ヨウ素も安定ヨウ素も体内での動向は，化学的に同じである。「椅子取りゲーム」を想像すると分かりやすい。

　安定ヨウ素剤の投与は，放射性ヨウ素が甲状腺に沈着する前に行う必要がある。

　原子力発電所の事故が発生してから，大気中に放射性ヨウ素が放出されるまでには数時間以上の時間的余裕がある（多重の防護機能が失われてしまうまでの時間）ので，安定ヨウ素剤をタイミングよく投与することが重要である。放射性ヨウ素が体内に摂取される24時間前の服用が最も効果が大きい。原子力発電所の事故が発生した場合に，安定ヨウ素剤をタイミングよく早期に服用できるように，原子力発電所から5 km圏内の住民には，あらかじめ，安定ヨウ素剤の配布が行われている。年齢別の安定ヨウ素剤の投与量を表に示す。

安定ヨウ素剤（ヨウ化カリウム）の予防服用に関する規定量

対象者	ヨウ素量 (mg)	ヨウ化カリウム量 (mg)	薬剤
新生児	12.5	16.3	16.3 mg ゼリー剤（1包）
生後1か月以上 3歳未満	25	32.5	16.3 mg ゼリー剤(2包)又は 32.5 mg ゼリー剤（1包）
3歳から13歳未満	38	50	50 mg 丸剤（1丸）
13歳以上	76	100	50 mg 丸剤（2丸）

（令和元年7月3日）

9-6　核医学診療を受けた患者のケアに際しての留意点

（1）核医学治療を受けた患者（ヨウ素－131などを投与された患者）のリネンなどは放射性物質に汚染されている可能性が大きいので，注意して取り扱う必要がある（**3章・コラム16参照**）。

（2）核医学診断で放射性医薬品を投与した患者には，飲水をすすめ，放射性医薬品の尿からの排泄を促す。さらに，膀胱での放射性医薬品の貯留時間を短くするために頻回の排尿を促す。

（3）検査後の最初の排尿中には，投与された放射性医薬品のかなりの割合が排泄される。排尿に際しては，便器の周辺などを汚染しないように注意を促し，排尿後の手洗いをしっかりするようにアドバイスする。

（4）核医学診療を受けた患者家族の被ばく（外部被ばく及び内部被ばく）を低減するための手段

医療領域で使われる放射性医薬品は，人体に投与されるまでの間は，「放射性物質」として法令に基づき厳しく管理されているが，人体に投与された直後からは，放射性物質としての法令上の規制がなくなり，核医学診断の目的で放射性物質を投与された患者は投与直後から管理区域（「診療用RI使用室」）から退出することができる。多くの核医学診断は，外来（「診療用RI使用室」）で行われており，核医学診断を受けた患者は，「動く放射線源」となり，周辺の人々に対する外部被ばくの線源や放射性物質の汚染源となり得る。核医学診療を受けた患者と家族，とくに子どもとの接触を一定期間避けることにより家族の外部被ばく線量を低減することができる。

インビボ核医学診断を受けた患者周辺の線量率（外部被ばく）は**3章・表3.3**に示した。

核医学治療を受けた患者は，放射線治療病室に一定期間入院する場合が多い。患者からの家族などへの被ばく（外部被ばく及び内部被ばく）を低減するために，放射線治療病室（管理区域）からの帰宅基準・退出基準が提示されている（3章コラム17参照）。

9-7　核医学検査に対する診断参考レベル

核医学診断に伴う患者の内部被ばく線量の適正化を図るために**3章・表3.2**に示した診断参考レベル（Japan DRLs 2020：コラム14）が提示されている。

Essence

　放射線業務に係る作業者の業務上の被ばくを職業被ばくという。放射線診療に伴う患者のケアや原子力災害発生時の被災者の支援の過程での被ばくが，看護職の職業被ばくである。放射線診療を受ける患者，原子力事故の被災者などに対して最善のケアを提供し，支援していくためには，医療スタッフ自身の安全，安心が担保されていることが基本であり，職業被ばくに対する適切な防護手段が重要である。

　法令上で，放射線・放射性物質を利用できる場所を「管理区域」に限定し，管理区域内で放射線業務を行うことができる作業者を放射線業務従事者として限定し，職業被ばくに対する放射線防護・安全を徹底させている。施設の責任者は，管理区域において作業する医療スタッフを，「放射線業務従事者（医療法では，放射線診療従事者）」として指定し，被ばく線量の測定・評価，健康診断，教育・訓練を実施する必要がある。放射線業務従事者はこれらの個人管理を自ら受ける必要がある。職業被ばくに対しては，放射線防護関連法令で，線量限度（被ばく線量の上限値）が設定されている。適切な防護手段（施設・設備面での方策，医療スタッフ自身が行う防護方策）を講じ，被ばくする個人の線量，被ばくする人数，被ばくの機会の低減を図っていく（防護の最適化）必要がある。

10-1　「職業被ばく」と「管理区域」

　被ばくする対象者に着目して，被ばくを「職業被ばく」「医療被ばく」「公衆被ばく」の3つに区分し，それぞれの区分に対応した効果的・効率的な放射線防護手段がとられる。看護職，医師，診療放射線技師などの医療スタッフの業務の過程での放射線被ばくが，「職業被ばく」である。医療放射線利用においては3つの被ばくが生じる可能性があるが，医療領域以外の放射線利用では，「職業被ばく」と「公衆被ばく」のみである。

　医療放射線利用に伴う3つの被ばくについて看護師を例にして**表10.1**に示す。

表 10.1　看護職に着目した被ばく区分の例示

職業被ばく	放射線診療を受ける患者の介助（患者の身体の保定など）・看護（甲状腺がんの治療のために放射性ヨウ素を投与された患者のケアなど）の際の被ばく
医療被ばく	看護師自身が患者あるいは治験の被験者などとなった場合の被ばく
公衆被ばく	放射線業務に関係しない看護師（管理区域に立ち入ることがない看護師，放射線診療従事者ではない看護師）としての被ばく

　放射線や放射性物質を利用（使用，貯蔵，廃棄）できる場所は，「管理区域」に限定されている。さらに，管理区域において放射線業務に従事できる作業者は，放射線業務従事者（医療法では放射線診療従事者）に限定されている（11 章参照）。

　医療施設における管理区域は，「X 線診療室，診療用高エネルギー放射線発生装置使用室，診療用粒子線照射装置使用室，診療用放射線照射装置使用室，診療用放射線照射器具使用室，放射性同位元素装備診療機器使用室，診療用放射性同位元素使用室及び陽電子断層撮影診療用放射性同位元素使用室，貯蔵施設，廃棄施設，放射線治療病室」である。

　放射線診療業務に係わらない医療スタッフや事務職員，一般の人々の「管理区域」への立入りを制限するために，「管理区域」は壁や扉で区画され，「管理区域」であることを示す標識及び注意書きが明示されている（11 章参照）。

　「管理区域」は，実効線量（外部被ばく及び吸入による内部被ばくによる被ばく）が 1.3 mSv/3 月を超える可能性のある場所である。さらに管理区域の中で，放射線業務従事者が常時立ち入る場所（例えば，X 線診療室）の境界の実効線量は，1 mSv/週を超えないように施設・設備の整備を図る必要がある。

　施設の責任者は，「管理区域」内で，放射線被ばくを伴う作業に従事する医療スタッフを，「放射線業務従事者（医療法では放射線診療従事者という）」として指定し，法令に定められている個人管理（被ばく線量管理，健康診断，教育・訓練）を行わなければならない。

10-2　職業被ばくの機会

　放射線診療従事者が，有意な線量の職業被ばくをする可能性がある診療行為としては，①IVR，②X 線透視を伴う検査，③核医学診断・治療などがある。

　X 線透視（血管造影など）をしながら実施される診療では，医療スタッフは，X 線の発生源の至近距離で診療行為や患者の介助を行うので患者の身体などからの散乱線を受ける可能性が大きい。医療スタッフの身体の一部分（とくに手，手指）が，照射野に入り，直接線を被ばくする可能性も否定できない。この場合は，照射野に入った手・手指に患者と

同程度の線量（17 mSv/分：Japan DRLs 2020）を受ける可能性がある。

　放射線防護関連法令では，**放射線業務従事者**は，「管理区域」に立ち入る者とされているが，医療スタッフによって，管理区域への立入の頻度や管理区域内での作業内容は異なる。管理区域へ立ち入る医療スタッフを一律に「**放射線診療従事者**」と指定することは，医療の現状から現実的でない。現在，「放射線診療従事者」に指定するか否かの判断は施設毎に行われており，施設によって判断が異なっている。勤務場所の異動の頻度が高い医療スタッフを「放射線診療従事者」として指定する判断基準の施設間の違いをなくし，標準化を図るために，日本放射線看護学会は，看護職の管理区域への立入りの頻度や作業内容を考慮して，看護職を①放射線診療従事者，②一時立入り者，③一般看護師の3区分（**表10.2**）に分けることとし，①の「放射線診療従事者」に指定した看護職に対しては，所定の個人管理を徹底することを提案している。

　診療の目的で，人体に放射線を照射することができるのは医師，歯科医師，診療放射線技師に限られ（診療放射線技師法），放射性医薬品を投与できるのは医師，歯科医師に限定されている。したがって，日常の業務の過程で，看護師が患者などへの放射線照射や，放射性医薬品の投与を行うことはない（診療の補助行為として，医師，歯科医師の指示の下で看護師が投与する場合もある）。放射線診療に係わる業務として看護師が患者に直接行う行為は，放射性医薬品・造影剤（投与医師の指示による），検査中の患者の身体の保定，治療用の密封小線源や核医学診療の放射性医薬品の準備などである。

表 10.2　放射線診療（業務）従事者の指定に関するガイドライン ―看護職者―

①放射線診療従事者	放射線診療（業務）従事者として指定し，被ばく線量評価，教育・訓練，電離放射健康診断を義務付ける
②一時立入り者	「一時立入り者」とし，管理区域への立入りの都度，被ばく線量を測定・記録し，記録を5年間保管する
③一般看護師	公衆被ばくの線量限度に達しない看護職者で防護・管理の対象としない（一般の看護職者として扱う）

注）日本放射線看護学会 web サイトから転載

10-3　放射線業務従事者に対する個人管理

　施設の管理者は，放射線業務従事者（放射線診療従事者）に対して次の個人管理を実施することが義務づけられており，放射線業務従事者に指定された作業者には，以下の個人管理を受けることを義務づけている。

①被ばく管理

②健康管理

③教育・訓練

(1) 被ばく管理

1) 放射線業務従事者に対する線量限度

表10.3に示す放射線業務従事者に対する線量限度（被ばく線量の上限値）が法令で決められている。

表 10.3　放射線業務従事者に対する線量限度

実効線量	男性及び女性*	100 mSv/5年間かつ50 mSv/1年間
	女性	5 mSv/3月間
	妊婦	内部被ばく　1 mSv/妊娠期間中
等価線量	妊婦	外部被ばく　腹部表面　2 mSv/妊娠期間中
	眼の水晶体	100 mSv/5年間かつ50 mSv/1年間
	皮膚	500 mSv/1年間

*妊娠する可能性がないと診断された女性

　女性の放射線業務従事者の線量限度「5 mSv/3月」は，妊娠に気づかない時期の胎児を防護（公衆被ばくに対する防護と同程度にする）するために規定された基準値で，男性作業者などに対する線量限度「5年間につき100 mSv」を3月間に割り振ったものである。女性の線量限度をこの限度に設定することにより，妊娠に気づかない時期の胎児の被ばくを，公衆の被ばくの限度（特殊な状況下での5 mSv/年）と同等以下にすることができる。

　表10.3に示すように，線量限度の値は，一定期間（3月，1年，5年）の積算量として決められており，積算期間の開始日（始期）は，4月1日（医療法施行規則及び電離放射線障害防止規則）とされている。放射線業務従事者が線量を積算する期間の途中で職場を異動した場合でも，線量限度が遵守されていることを確認するために，前の職場における積算期間の途中までの被ばく線量を把握する必要がある。これを「前歴把握」といい，健康診断（就業前健康診断）の際の「問診」で確認されることになっている。原子力施設では「放射線管理手帳」の活用や「中央登録センター」の設置などにより，前歴把握を徹底し，放射線業務従事者の被ばく線量管理を継続して把握できる体制（一元管理）が整えられている。

<table>
<tr><td>コラム 25</td><td>放射線業務従事者の被ばく線量の一元管理</td></tr>
</table>

　放射線業務従事者の被ばく線量は，全就労期間（最長50年程度）の被ばく線量，5年間の被ばく線量，1年間の被ばく線量，3か月間の被ばく線量のように一定期間の積算線量を把握する必要がある。一方，個人モニタによる外部被ばく，ホールボディカウンタによる内部被ばくの測定・評価は1か月あるいは3か月毎に行われる。放射線業務従事者の個人線量の測定・評価は，事業者（施設の責任者）の責任で行うことになっているが，職場を異動する頻度が高く，異動毎に，事業者が変わってしまう医療スタッフの場合は，継続した期間の積算線量の把握ができていない。法令上は，職場が変わった場合には，変わるまでの期間の被ばく線量（前歴被ばくと呼ばれることがある）は，放射線業務に就く前に実施される健康診断の問診の際に入手し，被ばく線量が継続して把握できるようにしているが，問診における前歴被ばく線量の把握は徹底していないのが現状である。そこで，医療スタッフが，職場を異動した場合（事業者が変わった場合）でも，測定・評価された個人の被ばく線量を，就労期間中の積算線量として管理することができるシステム（被ばく線量の一元管理）の構築の必要性がいわれているが実現に至っていない。原子力施設の作業者の場合は，1977年に放射線従事者中央登録センターが設置され，全作業者の就労期間中の積算線量が保管されている。このデータを用いて，原子力施設の作業者を対象にした「低線量放射線による人体への影響に関する疫学的調査」が実施されている。また，被ばく線量を知りたい放射線業務従事者に対しては，データの開示が行われている。

2) 被ばく線量のモニタリング

　放射線業務従事者の被ばく線量（外部被ばく及び内部被ばく）のモニタリング（測定・評価）を行い，線源管理，環境管理，作業手順などに異常がないこと，放射線業務従事者の被ばく線量が線量限度以下であることを確認する。

①外部被ばくのモニタリング

　外部被ばくのモニタリングは，**図8.1**（8章）に示すガラス線量計，OSL線量計，熱ルミネセンス線量計，半導体線量計などの個人線量計（個人モニタ）を用いて，**表10.4**の方法で行われる。被ばく線量の測定・評価及び記録の期間（女性の場合1月毎）が，線量限度の適用期間（女性の場合3月）に比べて短い期間とされているのは，被ばく線量が限度を超えないように管理を徹底するためである。

　個人の被ばく線量の評価結果は，測定の都度（1月毎），個々の放射線業務従事者に報

告されることになっているので，自分の被ばく線量を，常に確認する習慣をつけることが，自身の管理区域内での作業手順などを見直し，放射線防護に対する関心を高めることにも繋がる。

　なお，管理区域での作業の頻度や時間が短時間に限られている看護師など（**表10.2**に示す一時立入者）については，管理区域への立入りの都度，**図8.1**（8章参照）に示す直読式（線量がリアルタイムで表示される）の線量計（電子ポケット線量計）を用いて被ばく線量を測定・評価し記録し，記録を5年間保存する。一時立入りの場合でも被ばく線量を測定し確認することにより，管理区域に立ち入る看護師自身の安心にも繋がる。電子ポケット線量計（半導体検出器）は，携帯電話が発する電磁波により誤動作を起こす可能性があるため，携帯電話の所持に注意が必要である。

表 10.4　外部被ばく（実効線量）の線量測定の方法

対象者	個人モニタの装着部位	測定頻度
男性及び女性*	均等被ばくの場合：胸部 不均等被ばくの場合：胸及び，最も被ばくする部位**	3月以内に1回
女性	均等被ばくの場合：腹部 不均等被ばくの場合：腹部及び，最も被ばくする部位**	1月以内に1回
妊婦	腹部	1月以内に1回

* 妊娠する可能性がないと診断された女性
** 「頭・頸部」，「胸・上腕部」「腹・大腿部」のうち，最も多く放射線にさらされるおそれのある部位

　防護衣を装着して作業する場合には，「個人モニタ」を防護衣の内側の腹部と防護衣に覆われていない頸部の2か所に着けて，実効線量を測定する。女性の放射線業務従事者が「個人モニタ」を腹部に装着する理由は，腹部の線量を測定し，妊娠した場合の胎芽・胎児の被ばく線量を測定・評価することができるようにするためである。

　眼の水晶体の等価線量及び皮膚の等価線量のモニタリングは3月以内に1回の頻度で行われる。

　皮膚とくに手指の皮膚の等価線量が高くなることが予想される場合には，**図8.1**に示すリングバッチなどを装着し測定する必要がある。

②内部被ばくのモニタリング

　内部被ばくのモニタリング（線量測定・評価）は，法令上は，管理区域のうち放射性物質を吸入摂取し，または経口摂取するおそれのある場所に立ち入る者について，3月

以内（1月間に受ける実効線量が1.7 mSvを超えるおそれのある女性及び妊娠中の女性は1月以内）毎に1回行うこととされている。

医療施設における内部被ばくのモニタリングについては，取り扱う核種（放射性医薬品），取り扱う放射能（放射性医薬品の量）が明らかであることや，吸入摂取や経口摂取の可能性は小さいことから，大部分の施設が，計算により線量限度を超えないことを確認し，放射線業務従事者を対象に直接測定による個人モニタリングを省略している。管理区域からの退出に当たっては，身体汚染のチェック，持ち出し物品の汚染のチェックを徹底し，管理区域外に放射性物質の汚染を拡大させないことが重要である。

なお，労働安全衛生法では，鉛，粉じん，有機溶剤，特定化学物質，放射線などを取り扱う業務を有害業務としているが，有害業務の中で個人の曝露量の上限値（放射線業務の線量限度）を法令で設定し，個人モニタリングを義務づけているのは「放射線業務」のみである。これは，個人の被ばく線量を正確に測定できる計測器が存在するからである。

(2) 健康管理

初めて放射線業務に就く（管理区域に立入る）際の健康診断（配置前健康診断）と業務に就いている間に定期的に実施される健康診断とがある。定期的な健康診断としては，放射線作業者以外の一般の作業者全員に実施されている健康診断（労働安全衛生法により，年1回，定期的に実施される一般健診）が6月を超えない期間毎（年2回），さらに，電離放射線に関する特殊健康診断（電離健診）が6月を超えない期間毎（年2回）に実施される。電離健診の検査項目を**表10.5**に示す。

施設管理者には健康診断の「実施義務」があり，放射線業務従事者には「受診義務」が課せられている。ただし，罰則規定は設けられていない。

表10.5　電離放射線に係わる健康診断の検査項目

①	被ばく歴の有無（被ばく歴を有する者については，作業の場所，内容及び期間，放射線障害の有無，自覚症状の有無その他放射線による被ばくに関する事項）の調査及びその評価
②	白血球数及び白血球百分率の検査
③	赤血球数の検査及び血色素量またはヘマトクリット値の検査
④	白内障に関する眼の検査
⑤	皮膚の検査

検査項目（**表10.5**）のうちの②から⑤については，1年間の実効線量が5 mSvを超えず，かつ，これを超えるおそれのない者に対しては，医師（産業医など）が必要と認めない時には行う必要がないとされている。

放射線業務従事者の被ばく線量及び健康診断の結果は，電離放射線障害防止規則では30年間の保存が，RI規制法では永久保存が義務づけられている。

（3）教育・訓練

放射線業務従事者は，**表10.6**に示す内容を含む研修を，放射線業務に初めて従事する時と，従事した後には定期的に受けなければならない。

表10.6　教育及び訓練の項目と時間数（RI規制法）

項　目	時　間　数*
放射線の人体に与える影響	30分以上
放射性同位元素または放射線発生装置の安全取扱い	1時間以上
放射線障害の防止に関する法令及び放射線障害予防規程	30分以上

*再教育の場合は項目のみで時間数の規定はない

10-4　職業被ばくの線量を低減するための防護手段

適切な防護手段をとって，外部被ばくや内部被ばくによる被ばく線量を低減するための努力を看護職自ら行う必要がある。（11章参照）

10-5　看護職の被ばくの実態

IVRを受ける患者のケアなどに従事する看護職の被ばく線量は，増加傾向にある。2018年度の看護師の職業被ばく（1年間の線量）の実態を**図10.1**に示す。外部被ばくの防護手段（8章参照）を念頭に入れて行動することにより，X線透視を伴う検査やIVRの際の被ばく線量を減少させることができる。

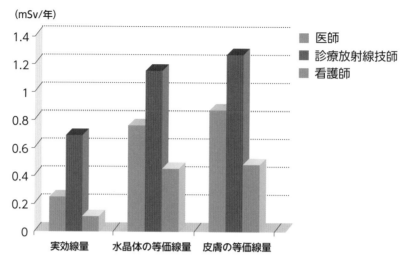

図10.1　医療従事者の平均個人被ばく線量（2018年度）

注）千代田テクノルFBNews No.525「令和元年度個人線量の実態」のデータを基に作図

コラム26　電離放射線障害に関する労災補償

　労働者災害補償保険法に基づき，放射線業務に従事したことが原因で作業者に発生した疾病，傷害（業務上疾病という）に対して，(1)療養補償給付，(2)休業補償給付，(3)障害補償給付，(4)遺族補償給付が支給される。放射線の業務上疾病として規定されている疾病は，急性放射線症，放射線皮膚障害，白内障などの放射線眼疾患，放射線肺炎，再生不良性貧血などの造血器障害，骨壊死，がん（白血病，肺がん，皮膚がん，骨肉腫，甲状腺がん）である（労働基準法施行規則別表）。放射線業務に従事していた作業者（業務遂行性）に発生した障害が，放射線被ばくとの間に相当因果関係がある（業務起因性）と認められた疾病は，「業務上」と判断される。相当因果関係の判断（業務起因性）は，「電離放射線に係わる疾病の業務上外の認定基準について」（昭和51年基発第810号）に基づいて行われる。基発第810号には，6疾病（急性放射線症，急性放射線皮膚障害，慢性放射線皮膚障害，放射線造血器障害，白血病，白内障）の認定要件（①被ばく線量など，②発病の時期，③疾病の病像の3要件）が示されている。保険給付の請求は，被災労働者またはその遺族が労働基準監督署長に行い決定される。白血病及び認定要件が提示されていない疾病の業務起因性の判断は，労働基準監督署から厚生労働省にりん伺され，電離放射線障害の業務上外に関する検討会において検討される。労災補償は「無過失責任」すなわち，事業者及び作業者の「過失」の有無は問われない制度である。

公衆被ばくに対する放射線防護

Essence

　放射線利用に伴う「職業被ばく」「医療被ばく」を除く，一般の人々の被ばくを「公衆被ばく」という。一般公衆には，子ども，妊婦（胎児），高齢者が含まれることなどから，「職業被ばく」に比べ，低い線量限度が設定されている。一般の人々を対象に，職業被ばくや医療被ばくと同様の個人管理を行うことは難しいことから，一般の人々の安全・安心を確保するための防護手段として線源管理（施設基準の設定など）及び環境管理（環境基準の設定など）が徹底して行われる。

11-1　公衆被ばくの対象者

　放射線防護方策を効果的・効率的に実行していくために被ばくする対象者に着目して被ばくを，「職業被ばく」「医療被ばく」「公衆被ばく」の3つに区分する。

　公衆被ばくの対象者は，放射線利用に伴う医療被ばく（放射線診療を受けた患者及び患者を，直接介助する家族などの被ばく），職業被ばく（業務の過程で放射線被ばくをする職業人で，医療領域では，医師，看護師，診療放射線技師などの被ばく）の対象者以外の人々である。例えば，放射線・原子力施設の周辺住民，放射線業務に従事していない医療スタッフや事務職員，病院を訪れた患者などである。

　公衆被ばくの対象者には，次の特徴がある。

①放射線源（行為）から被ばくする人々を特定することは難しく，計画被ばく状況下（平常時）においては個人を放射線管理の対象にすることは難しい。

②放射線感受性が高いと考えられている子どもや妊婦（胎芽・胎児）が含まれている。

③健康影響とくに確率的影響を考える場合に，被ばく後の生涯リスクを考慮する期間（0歳から）が長い（**6章・表6.4**に示した名目リスク係数は，職業集団に比べて大きい）。

④放射性物質の摂取により内部被ばくをした場合の子どもの預託実効線量の積算期間が長い（子どもの場合は70歳まで，成人の場合は50年間）。

⑤放射線利用に伴う直接的なメリットがない。

11-2　公衆被ばくに対する防護方策の考え方

(1) 個人管理は行わず線源管理，環境管理を徹底する（図11.1）。

　放射線防護・管理の具体的な手段は，①線源，②環境（一般環境の管理，作業環境の管

理），③個人（作業管理を含む）に注目して計画・実行される。公衆被ばくの対象者は不特定多数であることから，計画被ばく状況下（平常時）では，一人ひとりを対象にした放射線防護・管理（個人管理）を行うことは難しく，線源管理と環境管理を通して放射線防護・安全を徹底する。

　線源管理は，放射線の発生源からの放射線・放射性物質の放出をコントロールするために，線源を取り巻く施設・設備などに対して，さまざまな基準を設け，一般の人々の無用な被ばくを避けることによって行う。さらに，空間線量率，放射性物質の空気中・水中濃度の基準を設定し，環境モニタリングを通して，線源管理が計画通りに行われ，放射性物質などが拡散していないことを確認する（環境管理）。

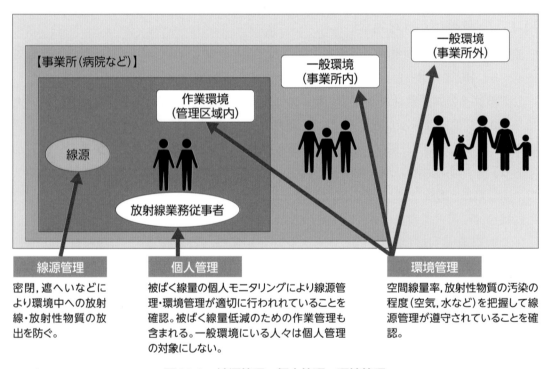

図11.1　線源管理・個人管理・環境管理

（2）「管理区域」「居住区域」を設定する。

　一般の人々の放射線防護・安全のために，「管理区域」「居住区域」「事業所境界」を設定しそれぞれに所定の基準を設け，ICRP が勧告している一般公衆に対する線量限度（実効線量限度：1 mSv/年）が担保できるようにしている（**図11.2**）。

11-3　一般公衆の防護・安全のための施設（区域）と基準

(1) 管理区域

　放射線・放射性物質を利用（使用・保管・廃棄など）することができる場所を管理区域内に限定し，管理区域を構造的に（壁や扉などの設置）一般の区域から隔離し，一般の人々の立入りを制限している。管理区域の境界における実効線量は1.3 mSv/3月以下とすることが法令で規定されている。この値は，管理区域の周辺に，同一の個人が，四六時中滞在することはないと考え，公衆の線量限度の特例の値（5 mSv/年）を基にして算出された基準値である。

　管理区域からの放射線業務従事者の退出基準，管理区域から持ち出す物品の持ち出し基準として，4 Bq/cm^{2}以下（α線を放出しない核種），0.4 Bq/cm^{2}以下（α線放出核種）を設け，管理区域から一般環境への放射性物質による汚染の拡大防止を図っている。

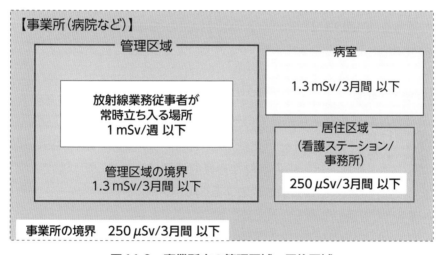

図11.2　事業所内の管理区域・居住区域

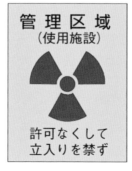

図11.3　管理区域を示す標識の例

(2) 居住区域

施設内の管理区域の近傍に「居住区域」を設定し，常時，滞在する人々（放射線業務に従事しない医療スタッフや事務職員など公衆被ばくの対象者）の防護・安全の確保を図っている。居住区域の基準として，250 μSv/3月が設定されている。この基準は，ICRPが一般公衆の線量限度として勧告している1 mSv/年（実効線量）から算出された値である。

入院中の患者も一般公衆の一員であるが，「病室」（特に管理区域に隣接した病室）に対する基準は1.3 mSv/3月とされている。この値は，一人の患者が，年間を通して同一病室に入院している状況はほとんどないと判断し，公衆の線量限度の特例の値（5 mSv/年）を基にして算出されている。

(3) 事業所（病院など）境界における基準

事業所（病院など）境界における基準（原子力施設の場合は，周辺監視区域境界と呼ばれる）における基準（**図11.2**）を250 μSv/3月とし，施設外の一般の人々が，ICRPが一般公衆の線量限度として勧告している1 mSv/年（実効線量）を超えないようにしている。

(4) 排気・排水の基準

非密封の放射性物質を利用する施設の管理区域から排出される水及び空気中の放射性物質の濃度基準を核種毎に規定し，放射性物質による一般環境に汚染が拡大しないための措置を講じている。排水・排気中の放射性物質の濃度基準は，ICRPが勧告している一般公衆に対する限度を基に，一般公衆を代表する「代表的個人」のパラメータ（居住時間，呼吸量，飲水量など）を使って算出された値である。

11-4　一般公衆に対する線量限度

(1) 公衆の線量限度

ICRPは，一般公衆の線量限度として**表11.1**に示す線量限度を勧告している。なお，実効線量限度の特例として5 mSv/年（ただし5年間の平均を1 mSv/年とする）を勧告している。

ICRPは，公衆に対する線量限度を勧告しているが，日本の放射線防護関連法令では，公衆の線量限度の値は明示していない。これは，一般の人々には個人を対象とした被ばく線量管理は行われないからである。一般の人々の防護は，線源管理，環境管理を通して行うこととし，種々の施設基準や，施設からの排気・排水の濃度限度などを，ICRPが勧告している公衆の線量限度を基にして設定している。

また，公衆の線量限度は，自然放射線による被ばくを除いた，あらゆる被ばく源（被ばくを伴う行為）からの被ばく線量の合計に適用する限度であるが，放射線利用の現状から判断して，1 人の個人が複数の被ばく源から有意な線量の被ばくをすることはないと考えられるので，各施設が防護の最適化に留意して防護方策を徹底することにより**表 11.1**に示す公衆の線量限度は担保される。なお，原子力発電所では，「管理目標値」として公衆の線量限度の一部を割り当てた値を施設からの放射性物質の放出基準（0.05 mSv/ 年）などとして設定し，公衆に対する防護方策の強化を図っている。

表 11.1　公衆被ばくに対する線量限度（ICRP2007 年勧告）

実効線量限度（特例）	1 mSv/ 年，（5 mSv/ 年*）
眼の水晶体の等価線量限度	15 mSv/ 年
皮膚の等価線量限度	50 mSv/ 年

*ただし，5 年間にわたる平均が年 1 mSv を超えないこと

(2) 一般公衆の限度を適用する際の「代表的個人（representative person）」

一般の人々を防護するためのさまざまな施設基準が定められている。施設近傍の公衆の被ばく線量（実効線量）は，居住時間，呼吸量，飲水量などの生活習慣に大きく左右される。そこで，施設基準などを算定する際に，年齢，生活習慣（食事など）などの被ばく線量に影響するさまざまな要因がほぼ均一で，施設周辺の公衆の中で最も高い線量を受けると予想される個人として，「代表的個人」を想定している。「代表的個人」は，複数人から構成されるグループで，そのグループの生活習慣に関連したパラメータ（居住時間，呼吸量，飲水量など）を用いて被ばく線量の評価を行い，施設基準や排水・排気基準などを算出し，必要な防護方策を検討することとしている。「代表的個人」の典型的な生活習慣を用いることにより，集団の中で極端な生活習慣を持つ個人を除外している。

11-5　公衆被ばくに関するモニタリング

放射線，放射性物質を利用する施設において，法令で設定された放射線防護に係る基準が遵守されていることを確認するために**表 11.2**に示すモニタリングが行われている。

表 11.2　公衆防護のためのモニタリング

測定する場所	測定する量	測定頻度	対応する基準
管理区域の境界	1 cm 線量当量または 1 cm 線量当量率	1 月間を超えない毎に 1 回*	1.3 mSv/3 月
居住区域の境界	1 cm 線量当量または 1 cm 線量当量率	1 月間を超えない毎に 1 回*	250 μSv/3 月
事業所の境界	1 cm 線量当量または 1 cm 線量当量率	1 月間を超えない毎に 1 回*	250 μSv/3 月

*X 線装置などを固定して取り扱う場合は 6 月間を超えない毎に 1 回

1 章　2 章　3 章　4 章　5 章　6 章　7 章　8 章　9 章　10 章　11 章　12 章　演習 1　演習 2　演習 3　演習 4　演習 5　演習 6　演習 7　演習 8　G W

原子力発電所などでは，モニタリングポストなどを設置し，継続して空間線量率の測定が行われている（**図11.4**）。また，指標農作物や土壌などを対象に定期的に放射性物質の測定が行われている。

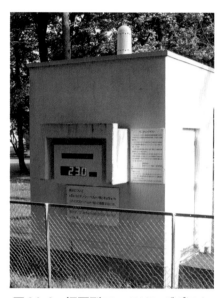

図11.4　据置型モニタリングポスト

（日本アイソトープ協会滝沢研究所，表示単位は"nSv/h"）

11-6　原子力災害・放射線事故の住民対応

　原子力災害が，自然災害（地震，豪雨など）と大きく異なる点は，放射線・放射性物質の存在を，ヒトの五感で直接確かめることができない点である。そのために，災害の規模（放射線や放射性物質の広がりや程度）を，測定（モニタリング）を通して以外に把握することができない。また，放射線被ばくに伴う健康影響には，症状を発症するまでに潜伏期間（期間の長さは，被ばく線量などに左右される）が存在するために，緊急事態発生直後に一般の人々に，健康影響が発症することはなく，緊急事態の発生を実感することができない。住民にとっては，災害対策本部などから発信される情報が，事故の状況を知る唯一の情報源である。「防災基本法」，「原子力災害対策特別措置法」「原子力災害対策指針」などに基づいて原子力発電所などの原子力施設の緊急事態（原子力災害）の際のモニタリング，情報発信などが規定されている。

(1) 原子力災害時の体制

　緊急事態が発生した場合には，政府に「原子力災害対策本部」，該当地域のオフサイトセンター（現在全国に23か所設置されている）に現地対策本部が設置され，モニタリング結果などを基に，住民への迅速な情報発信（事故の発生日時及び概要事故の状況と今後の予測，行政機関の対応状況，原子力発電所などの対応状況，住民がとるべき行動など）が行われる。

(2) 住民に対してとられる防護対策

　住民の安全確保のために，緊急事態の状況に応じた防護対策がとられる。主な防護対策は，①立入制限，②屋内退避，③避難，④安定ヨウ素剤の投与，⑤人の除染，⑥食品・飲料水の摂取制限，⑦被ばく医療の提供，⑧地表面の除染，⑨移転などである。住民は，原子力災害対策本部から発出された「指示」にしたがって行動する必要がある。

(3) 防災訓練

　原子力発電所など原子力施設の緊急事態を想定した防災訓練として，①原子力総合防災訓練（国，地方自治体，電力事業者などが合同で行う訓練），②各道府県主催の防災訓練が定期的に実施され，緊急時に適切な対応ができるようにしている。

コラム 27　2011年東京電力福島第一原子力発電所の事故の際に地域住民に対して実施された主な防護対策

　2011年3月11日の東北地方太平洋沖地震による津波の影響により，東京電力福島第一原子力発電所で放射性物質の環境中への放出を伴う，国際原子力事象評価尺度（INES）でレベル7に分類される大規模災害が発生した。事故直後から，警戒区域，避難指示区域などが設定され，立入制限，住民の避難などの防災措置がとられた。住民の健康管理の目的で，全住民を対象にした健康影響（被ばく線量の評価），18歳以下の子どもを対象にした甲状腺の超音波検査，避難住民を対象にした健康診査，こころの健康度調査，妊婦検診などが行われた。また，避難指示区域の解除に向けて汚染土壌の除染が実施され，帰還困難区域を除く地域の除染が終了している。

12章

放射線に関連した法令と組織

12-1　放射線防護関連法令

(1) 放射線防護・安全に関連した法律は，「原子力基本法」の下に，「核原料物質，核燃料物質及び原子炉の規制に関する法律（炉規制法）」，「放射性同位元素等の規制に関する法律（RI規制法）」，「労働安全衛生法（安衛法）」，「国家公務員法」，「医療法」，「医薬品，医療機器等の品質，有効性及び安全性の確保等に関する法律（薬機法）」などがあり，病院などの放射線利用施設は複数の法律の規制を受けている（多重規制）。

(2) 国の法令の体系は，拘束力のある「法律」，「施行令」，「施行規則」，「告示」で構成されている。さらに，拘束力はないが「通知」（国の行政機関が地方行政に向けて発する助言的事項に関すること），「通達」（国の行政が地方行政に向けて発する判断基準で，命令的事項に関すること）がある。

(3) 日本の放射線防護法令では，国際放射線防護委員会（International Commission on Radiological Protection：**ICRP**）の勧告を尊重することを基本的な方針としている。

(4) 放射線防護基準の適用方法（線量限度の開始時期や健康診断項目の省略，教育・訓練に関する規定など）に関しては法律間で規定内容に若干の違いがある。

　放射線防護に関連した主な法律の概要は以下の通りである。

① 原子力基本法（昭和30年）：原子力の研究，開発，利用は，社会の福祉と国民生活の向上に寄与することを目的とし，原子力利用は平和の目的に限り「民主」「自主」「公開」の基本方針の下で進めることが規定されている。

② 炉規制法（昭和32年）：核原料物質などの利用が平和目的に限られ，利用に伴う災害の防止を図ることなどが決められている。

③ RI規制法（昭和32年）：放射線障害の発生を防止し，公共の安全を確保することを目的に放射線，放射性物質の取扱いを規制した法律である。平成31（2019）年9月以降法律名は「放射性同位元素等による放射線障害の防止に関する法律（障防法）」から変更した。

④ 安衛法（昭和47年）：職場における労働者の安全と健康の確保などを目的としており，放射線防護の関係事項は「電離放射線障害防止規則（電離則）」（昭和47年）に定められている。

⑤ 国家公務員法：国家公務員に対して規定した法律で，放射線障害の防止について必要な事項は「人事院規則10-5」（昭和38年）に定められている。

⑥医療法（昭和23年）：良質かつ適切な医療を効率的に提供する体制の確保などを目的としており，構造設備上の基準などは医療法施行規則（昭和23年）第4章に定められている。

⑦薬機法（昭和35年）：医薬品の品質，有効性及び安全性の確保などを目的としている。

⑧作業環境測定法（昭和50年）：安衛法と相まって，適正な作業環境を確保し，職場における労働者の健康を保持することを目的としている。

「施設基準等」を規定している法律と「人に係る基準」を規定している法律に大別できる。

施設（もの）/人に係る基準	人に係る基準
RI規制法 医療法施行規則	電離則 人事院規則10−5

　施設基準を中心とした法律は，「事業者」（施設長など）に遵守義務が課せられており，人の基準を中心とした法律は，放射線業務従事者にも遵守義務を課している。

12-2　放射線防護に係る国内及び国際機関

(1) 国内機関

1) 原子力規制委員会：原子力利用に関する政策に係る行政の一元化を図り，安全の確保を図るための施策を策定し，さまざまな規制を行う。

2) 放射線審議会：原子力規制委員会の諮問機関として放射線障害の防止に関する技術的基準の斉一化を図るための審議を行う。ICRP勧告の国内法令への取り入れなどの審議を行う。

(2) 国際機関

1) 国際放射線防護委員会（ICRP）

　　1928年の国際放射線医学会総会で「国際X線ラジウム防護委員会（IXRPC）」として設置され，1950年にICRPと名称変更した。あらゆる領域の放射線利用に伴う放射線防護の基本的考え方，基準などに関して科学的知見に基づいた勧告を行っている。世界各国はICRP勧告をベースにして防護基準を設定している。

2) 国際原子力機関（International Atomic Energy Agency：IAEA）

1957年に発足し，原子力の平和的利用を促進すること，原子力が平和的利用から軍事的利用に転用されることを防止することを目的とした機関である。主な活動は，①原子力の研究，開発及び実用化を奨励し，援助，②開発途上地域における物資，役務，施設などを提供，③科学上及び技術上の情報の交換を促進，④科学者及び専門家の交換及び訓練，⑤保障措置を設定・実施，⑥健康を保護し，人命及び財産に対する危険を最小にするための安全上の基準の設定である。

3) 原子放射線の影響に関する国連科学委員会 (United Nations Scientific Committee on the Effects of Atomic Radiation：UNSCEAR)

　　1955年の国連総会決議に基づいて設置された委員会で，放射線による被ばくのレベルと影響を評価し，国連に報告する。放射線リスク評価結果は，ICRP などの国際機関において防護基準策定の科学的根拠として使われている。

4) 世界保健機関 (World Health Organization：WHO)

　　1948年，人間の基本的人権の一つである「健康」を達成することを目的として設立された国連の専門機関である。放射線に関連した研究課題を取上げ，規範や基準を設定する。緊急時における放射線健康リスクの評価を行うことも責務の一つとしている。

5) 国際放射線単位測定委員会 (International Commission on Radiation Units and Measurements：ICRU)

　　1925年に設立され，放射線・放射性物質の量と単位及び測定に関する国際的な統一と規格化を図るための国際的な組織である。

演習編

身のまわりの放射線をキャッチ！
―自然放射線の測定―

Study Point

　　身のまわりに，微量の放射線（自然放射線）が常に存在することを理解する。自然放射線の測定を通して，放射線は微量でも測定できることを実際に体験して確かめる。

　　自然放射線の測定結果を考察して，次のことを学ぶ。

● 放射線の量の表し方（線量率）を学ぶ（μSv/h・μSv/年など）

● 放射線の量の「大・小」がイメージできる

● 放射線による健康影響と，被ばく線量との関係を理解する

用意するもの

・測定器：CsI(Tl) シンチレーションサーベイメータ
　　またはNaI(Tl) シンチレーションサーベイメータ

・電卓（加減乗除ができる簡単なものでよい）

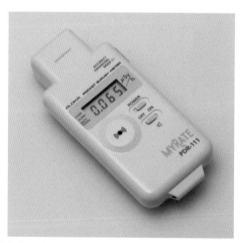

写真 1.1　CsI(Tl) シンチレーションサーベイメータ

実習1 自然放射線の測定

1 自然放射線を測定する。

測定器の電源を入れ，測定可能な状態になってから，地上から1mの高さに測定器を持ち，測定器に表示された数値を記録する（1回目）。以後10秒間隔で同様に合計10回測定し，**表1.1**に記入する。

10回の測定結果の平均値を計算し，**表1.1**に記入する。

表1.1 自然放射線の測定結果

	測　定				
	1回目	2回目	3回目	4回目	5回目
測定値 （μSv/h）					
	6回目	7回目	8回目	9回目	10回目

平均値	μSv/h*

* μSv/h：マイクロシーベルト毎時

2 **表1.1**の測定結果から，次のことを考える。

Q1　測定器に表示されている「μSv/h」の意味は？

Q2　10回の測定値は，なぜ同じ値にならないのか？

1章
2章
3章
4章
5章
6章
7章
8章
9章
10章
11章
12章
演習1
演習2
演習3
演習4
演習5
演習6
演習7
演習8
GW

実習2 測定した自然放射線の量から被ばく線量を求める

1. 地上から1 mの高さで自然放射線を測定し記録する。

測定結果	μSv/h

(表1.1の平均値を記入)

2. 測定結果から，1年間に被ばくする量がどのぐらいか計算する。

(計算式)

(計算結果) ＿＿＿＿＿＿＿＿＿mSv/ 年

3. 測定結果から試算した年間被ばく線量と，1章の**表1.4**に示した日本の年間被ばく線量の違いについて考える。

Q どのくらい違っているか？またその理由は？

4 なぜ「地上から 1 m」の高さで測定したか？

実習3 自然放射線からの線量の場所による違い

1 測定地点（場所）を変えて自然放射線を測定する。各測定地点での測定器の高さは地面から 3 cm 程度とする。

測定場所の特徴（コンクリートの上，池の上など）	測定値 （μSv/h）

2 場所によって測定値が異なる理由を考える。

3 測定した自然放射線は，「自然」の中のどこからきている放射線か?
　(自然放射線による内部被ばくもあることを理解する)

霧箱と放射線の飛跡観察

Study Point

　無数の自然放射線が身のまわりを飛び交っているが,それをヒトの五感で感じることはできない。

　霧箱の中にできた,放射線の通過した筋道に発生した飛跡（飛行機雲状の白雲と同じ）を観察することにより,放射線を可視化することができる。

　実習を通して,自然界に存在する天然放射性物質の存在及び放射線の電離作用について理解する。

用意するもの

霧箱本体:

　ガラス容器（霧箱：密閉用パッキン・アルコール用スポンジ・底面黒紙付）

　ふた用ガラス板（厚さ3mm）

　硬質発泡スチロールトレイ

放射線源:

　ユークセン石（主に少量のウラン－238を含む放射性鉱物）

　ランタン用マントル（芯）

　（少量のトリウム－232を含む製品。注射器の筒の部分に入れて使用）

その他:

　塩ビパイプ　LEDライト2個

　LEDライト設置用台2個　木槌　洗浄瓶　（無水）エチルアルコール

　ティッシュペーパー　ドライアイス　ピンセット

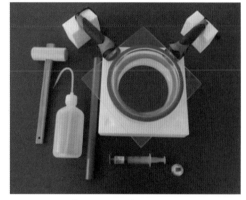

写真2.1　用意するもの

実習1 自然放射線の飛跡の観察

1 飛跡の観察

1）約500gのドライアイスを木槌で粉末
状になるまで細かく砕き，硬質発泡スチ
ロールトレイに，中央を少し盛り上げる
ように入れる。

2）ガラス容器をドライアイスに2〜3度
軽く叩きつけるように置き，ガラス容器
の底面とドライアイスをしっかり密着
させる。

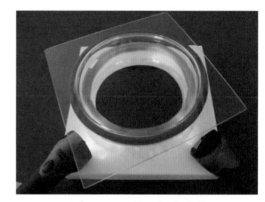

写真2.2　霧箱の観察準備

3）ガラス容器の内側のスポンジにエチルアルコールをたっぷり含ませる（底に引いた黒
紙がエチルアルコールで少し濡れる程度）。

4）ふた用ガラス板でガラス容器にふたをする。

5）部屋を暗くして，LEDライトをガラス容器の側面から斜め下方向に向けて内部を照らす。

6）塩ビパイプをティッシュペーパーでこすって静電気を起こし，ガラス板のふたのガラ
ス板面の上部1cmの位置で水平に何度も動かして，ガラス容器内の雑イオンを取り
除く。

7）冷却開始から数分後に，ガラス容器（霧箱）内に飛行機雲状の白い雲の飛跡が，観察
できる。
　　LEDライトの光を反射する方向（LEDライト側）から観察すると飛跡が見やすい。

②観察した飛跡に関して次のことを考える。

Q1　霧箱の中で観察した飛跡をつくった放射線の発生源は？

Q2　2つの形状の飛跡が観察された。ひとつはα線による飛跡で, 他のひとつは
　　β線の飛跡である。なぜ, 両者の飛跡の形状が異なるのか？

Q3　身のまわりを飛び交っている放射線にはγ線もある。霧箱でその飛跡を観察
　　することができないのはなぜか？

1章
2章
3章
4章
5章
6章
7章
8章
9章
10章
11章
12章
演習1
演習2
演習3
演習4
演習5
演習6
演習7
演習8
GW

【参考：飛跡（飛行機雲状の白い線雲）について】

(1) 飛跡が示すもの

　　飛跡は，放射線が通過した跡を可視化したものである。

　　飛跡の長さ，形状から電離の様子，空気中での透過力が分かる。

　　・太くて短い（約４cm以下）白い飛跡は，α線の飛跡である。

　　・細くて長い，ちぢれた毛糸のような白い飛跡は，β線の飛跡である。

(2) 飛跡が発生する仕組み

　　　　ガラス容器中のエチルアルコール蒸気は過飽和状態*にある。一方，ガラス容器内の放射線が通過した部分の窒素や酸素等は，放射線の電離作用によりイオン（放射線により軌道電子を弾き飛ばされた状態）となる。このイオンを核にしてエチルアルコール蒸気が付いて液滴（液状化）が生じ，放射線の通過した道筋に雲状（液滴の集まり）に並び，LEDライトの光を反射して飛行機雲のように白く見える飛跡となる。

過飽和状態*：

　　ガラス容器上部は室温，ガラス容器底部はドライアイスにより極低温状態である。この温度勾配により，ガラス容器内に十分満たされたエチルアルコールの蒸気は，飽和状態の領域と，蒸気が液化するかしないかの不安定な過飽和状態の領域を形成する。これは，飛行機雲の発生する高度1万m以上（高度1万メートルでは，地上より気温が約60℃低い）の上空の過飽和状態に酷似している。飛行機雲は，大気中に存在する塵が核となり，水蒸気が液化したものである。

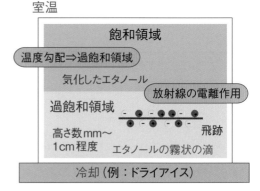

（拡散型）霧箱の原理

上面近くで蒸発したエタノールは，下方へ拡散（移動）していく。下がるにつれて冷却される。

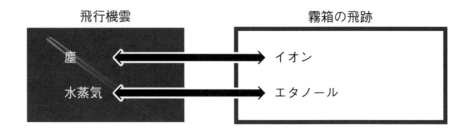

実習2 ユークセン石を用いた飛跡の観察

1 飛跡の観察

1）ユークセン石をピンセットでつまみ，ガラス容器（霧箱）底部の黒紙上に置く。

2）部屋を暗くして，LEDライトをガラス容器の側面から斜め下方向に向けて内部を照らす。

3）ふた用ガラス板でガラス容器にふたをし，塩ビパイプをティッシュペーパーでこすって静電気を起こし，ガラス板面の上部1cmの位置で水平に何度も動かして，ガラス容器内の雑イオンを取り除く。

4）ユークセン石から出る放射線の飛跡を観察する。

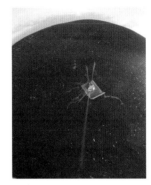

写真2.3　飛跡の写真

2 観察した飛跡について考えてみる。

> Q　実習1で観察した飛跡と実習2で観察した飛跡との違い（飛跡の数，飛跡の方向等）は？

【参考：ユークセン石を放射線源とした飛跡について】

（1）観察した飛跡は，ユークセン石から放出されるα線とβ線の飛跡である。

（2）ユークセン石からは放射線が一方向だけでなく，あらゆる方向に放出されている。ユークセン石を底部から離した状態で観察すると，下方向にも放出されていることが分かる。

　　注）霧箱内の過飽和層は薄い（厚さが限られている）ため，ユークセン石を霧箱底面から離し過ぎると，ユークセン石から出る放射線の飛跡を観察できない。

実習3 ラドンガスからの飛跡の観察

1 飛跡の観察

1）注射筒内にはマントル（芯）に含まれるトリウム-232の壊変に伴い発生したラドンガスが溜まっている。注射器のピストンを1～2cm引き，ふた用ガラス板のビニールテープをいったんはがして，小さい穴（通常はビニールテープでふさいでおく）からガラス容器の中へラドンガスを注入する。

2）部屋を暗くして，LEDライトをガラス容器（霧箱）の側面から斜め下方向に向けて内部を照らす。

3）塩ビパイプをティッシュペーパーでこすって静電気を起こし，ガラス板面の上部1cmの位置で水平に何度も動かして，ガラス容器内の雑イオンを取り除く。

4）ラドンガスから出る放射線の飛跡を観察する。

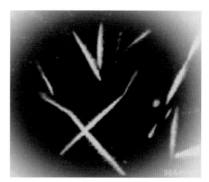

写真2.4　観測されたV字型の飛跡

出典：放射線利用振興協会

2 観察した飛跡について考える。

> Q　実習1及び実習2で観察した飛跡と実習3で観察した飛跡との違い（飛跡の数，飛跡の方向等）は？
> とくにV字型の飛跡が観察されるのはなぜかを考える。

【参考：ラドンガスを放射線源とした飛跡について】

（1）ラドンガス

　空気中には，自然界に存在するトリウム－232の壊変過程で発生したラドン（ラドン－220）ガスが存在している。

　ガラス容器内にはマントルに含まれるトリウム－232から放出されたラドンガスが存在し，α線，β線を放出している（**図2.1**）。観察した飛跡は，ラドンガスによる飛跡である。多数のV字型の飛跡を観察することができる。V字型の飛跡の観察を通して，トリウム系列の放射性核種の壊変の一部を理解する。

（2）V字型の飛跡が発生する仕組み

　V字型の片方の飛跡は，ラドン－220（^{220}Rn）が壊変し，ポロニウム－216（^{216}Po）になる時に放出するα線の飛跡である。他方の飛跡は壊変したポロニウム－216（^{216}Po）が更に壊変し，鉛－212（^{212}Pb）になる時に放出するα線の飛跡である。

　トリウム－232（^{232}Th）は140億年という長い半減期を持つ天然の放射性核種で，数多くの壊変を経て，最後は安定な鉛（^{208}Pb）になる。この壊変の過程で，下図に示すラドン－220及びポロニウム－216が生じる。ポロニウム－216（^{216}Po）の半減期は，0.145秒と極めて短いので，ラドン－220（^{220}Rn）とポロニウム－216（^{216}Po）の壊変が同時に起こっているように見え，2本が繋がった状態のV字型の飛跡を形成する。

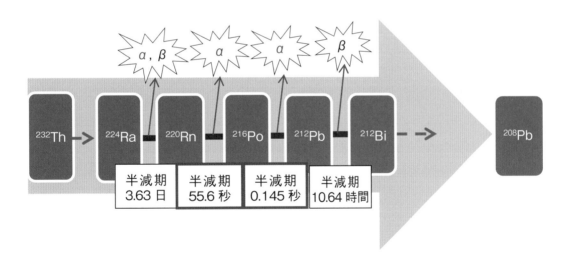

図2.1　トリウム系列の壊変過程

この放射線はどの測定器で測る？
―サーベイメータの選び方―

Study Point

　放射線や放射性物質は，ごく微量でも測定器を用いて測定することができる。

　測定を通して，ヒトの五感では存在が実感できない放射線を「可視化」「定量化」することができる。

　環境（作業環境及び一般環境）放射線や放射性物質の存在やその量を，効率的に測定するために，さまざまな種類のサーベイメータが開発されている。測定の目的，放出される放射線の種類，エネルギーなどによってサーベイメータを使い分ける必要がある。

●サーベイメータの特徴を理解し，測定の目的に合ったサーベイメータを選択し，正しい使い方を学ぶ

用意するもの

・測定器：GMサーベイメータ

　　　　　NaI(Tl)シンチレーションサーベイメータ

　　　　　ZnS(Ag)サーベイメータ

・線　源：ストロンチウム－90（50 Bq）の密封された放射線源

　　　　　（ストロンチウム－90は，壊変に伴いβ線だけを放出する）

　　　　　バリウム－133（1 MBq）の密封された放射線源

　　　　　（バリウム－133は，壊変に伴いγ線とβ線を放出する）

　　　　　モナズ石

　　　　　（天然放射性物質であるトリウムを含む放射性鉱物で，α線・β線・γ線を放出する）

・電　卓：加減乗除ができる簡単なものでよい。

　放射線測定で，日常的に使用されているサーベイメータを**表3.1**及び**写真3.1**に示す。

表3.1　いろいろなサーベイメータ

測定器名	検出器	測定対象放射線
①GMサーベイメータ	GM計数管	β, γ (X)
②NaI(Tl)シンチレーションサーベイメータ	NaI(Tl)	γ (X)
③ZnS(Ag)サーベイメータ	ZnS(Ag)	α
④電離箱式サーベイメータ	電離箱	γ (X), β
⑤中性子線用サーベイメータ	比例計算管	n

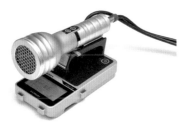

GMサーベイメータ
提供：日立製作所

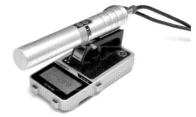

NaI(Tl)シンチレーションサーベイメータ
提供：日立製作所

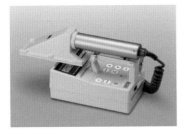

ZnS(Ag)サーベイメータ
提供：日立製作所

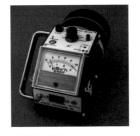

電離箱式サーベイメータ
提供：応用技研

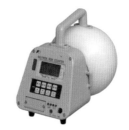

中性子線用サーベイメータ
提供：富士電機

写真3.1　サーベイメータの種類

1章
2章
3章
4章
5章
6章
7章
8章
9章
10章
11章
12章
演習1
演習2
演習3
演習4
演習5
演習6
演習7
演習8
GW

実習1 GMサーベイメータを使って「放射性物質による汚染のチェック」

1 GMサーベイメータを用いてバックグラウンドを10回測定し，下表に記入する。

測 定	表示値 (cpm)	測 定	表示値 (cpm)
1回		6回	
2回		7回	
3回		8回	
4回		9回	
5回		10回	
10回の平均値			cpm
10回の標準偏差			cpm
平均値＋3×（標準偏差）			cpm

2 測定結果をもとに，次のことをチェックする。

> Q　10回の測定値の中に（平均値）＋3×（標準偏差）を超えた値があったか？

　測定値が，（平均値）＋3×（標準偏差）を超えた場合には，通常のバラつきの範囲を超えたと考えてさらに詳細なチェックが必要となる。

【参考：測定値が，（平均値）＋3×（標準偏差）を超えることの意味】
　測定値が正規分布をすると考えると，（平均値）＋3×（標準偏差）を超える測定値が出現する可能性（確率）は，0.3％（仮に1,000回測定した場合に3回）で，まれにしか起こらないと考えられる。例えば放射性物質による汚染の可能性があると考える。

【参考：管理区域外から退出する際の放射性物質による汚染の確認】
　放射性物質は法令で定められた「管理区域」で使用される。病院等で診療用放射性同位元素（放射性物質）が取り扱われる場所（核医学検査室や，放射性医薬品による治療を受けた患者のいる病室など）の床や，床頭台の表面などの汚染検査，管理区域から退出する時の汚染検査，管理区域から持ち出す物品の汚染検査などは，放射線測定器（サーベイメータ等）により測定し，確認することが法令で定められている。

③ GMサーベイメータを用いた汚染の有無のチェック

　ストロンチウム−90（50 Bq）の密封線源を仮想の汚染源として，汚染の有無と，汚染箇所を特定する方法を理解する。

1）汚染チェックに先立ち，GMサーベイメータの検出部分を放射性物質で汚染させないようにするために，薄いビニール袋で覆う。

2）GMサーベイメータの「TC（時定数）」を3秒に合わせる。

3）机上に仮想の汚染源であるストロンチウム−90の線源を置く。

4）線源から2cmの高さで，GMサーベイメータの検出部分を机の表面と平行に左右にサッと早く（1秒間に20cm程度）走査し，表示部分の針の動きを観察する。

5）線源から2cmの高さで，GMサーベイメータの検出部分を左右にゆっくり（1秒間に5cm程度）走査し，針の動きを観察する。

6）サーベイメータの検出部分をさっと走査した時と，ゆっくり走査した時の針の動きを観察し，汚染の有無をチェックする際のサーベイメータの検出部分の適切な走査速度を理解する。

Q　早く動かした時とゆっくり動かした時の針の動きの違いは？

---

④ GMサーベイメータを用いた汚染の程度のチェック

1）GMサーベイメータの「TC（時定数）」を10秒に合わせる。

2）机上に仮想の汚染源であるストロンチウム−90の線源を置く。

3）線源から2cmの高さで，GMサーベイメータの検出部分を左右にサッと早く走査し，針の動きを観察する。

4）線源から2cmの高さで，GMサーベイメータの検出部分を左右にゆっくり走査し，針の動きを観察する。

Q1　早く動かした時とゆっくり動かした時の針の動きの違いは？

Q2　TC（時定数）３秒の時と10秒の時の針の動きとの違いは？

　上の結果から，GMサーベイメータを使って汚染のチェックをする時のポイント（TC の選び方，検出部分の走査速度）を理解する。

①汚染検査する時のTC（時定数）の選択

●汚染の有無を知りたい。

⇒時定数 ＿＿＿ 秒

●汚染があった場合の汚染の程度を知りたい。

⇒時定数 ＿＿＿ 秒

②汚染検査する時，GMサーベイメータの検出部分の走査速度

●測定部分を早く動かしすぎると，針（測定値の表示）が測定に対応できないことを
理解する。

【参考：TC（time constant：時定数）】

　GMサーベイメータ等の測定値は，cpm（1分間のカウント数）や，μSv/h（1時間当たりのμSv）で表示される。しかし，サーベイメータを用いた実際の測定は，短時間の間（3秒間とか10秒間など）に行われ，その値から1分間あるいは1時間の値を算定し表示される仕組みになっている。時定数は，サーベイメータが1分間や1時間の値を算定する際に，測定に要する時間を示すものである。時定数が大きいほど長い時間をかけて算定するので測定値の精度が高くなる。

　汚染の「有無」をチェックする場合には，小さな時定数（3秒）を選択し，短時間で汚染の有無と汚染箇所を特定する。一方，汚染の「程度」をチェックする場合や汚染の程度が小さい場合の汚染の有無を判断する時には，大きな時定数（10秒）を選択して測定する。

【参考：仮想の汚染源】

　本実験では，ストロンチウム－90の密封線源を仮想の汚染源として使用する。

　密封線源は，堅牢なステンレスカプセル等により放射性物質を密封したもので，密封状態のまま使用する放射線源である。密封された放射性物質がカプセル外に漏れ出て汚染を起こすことはない。放射性物質のよる汚染は，非密封の放射線源を利用する場合に，発生する可能性がある。

5　GMサーベイメータのβ線に対する計測効率を求める。

　放射性物質の多くは，β線を放出している。そのため，放射性物質の汚染のチェックには，β線に対する計数効率の高いGMサーベイメータが使われる。

　「計数効率」とは，測定対象となる放射性物質から放出されている放射線のうち，どの程度の放射線がGMサーベイメータで検出できるかを示す値である。計数効率の高いサーベイメータほど，検出感度が高いことを意味している。

　計測効率は，サーベイメータの検出部分の面積（多くのGMサーベイメータは直径2インチ）や，汚染源（放射性物質）と検出部分の距離などによって異なる。検出部の面積が大きいほど，また，汚染源のできるだけ近い距離で測定するほど計数効率は高くなる。

1）机上にストロンチウム－90（50 Bq）の密封線源を置く。

2）線源から 2 cm の高さに GM サーベイメータの検出部分を保ち,測定した値を記入する。

GM サーベイメータによる測定値	cpm

3）ストロンチウム－90（50 Bq）の密封線源から 1 分間に放出される放射線（β 線）の数を求める。

　①1 秒間に放出される放射線（β 線）の数は？

	dps

　②1 分間に放出される放射線（β 線）の数は？

	dpm

> dps：1 秒当たりの壊変数
> dpm：1 分当たりの壊変数
> Bq　：1 秒間当たりの壊変数

4）ストロンチウム－90（50 Bq）の密封線源からの β 線を 2 cm 離れたところで測定した場合の GM サーベイメータの計数効率は？

	%

5）求めた計数効率から，GM サーベイメータの β 線に対する計測効率が高いことを理解する。

【参考：計数効率について】

・半径2 cm（ストロンチウム線源とGMサーベイメータの検出部表面との距離）の球の表面積（$4\pi r^2$）は，約50 cm^2

・直径2インチ（約5 cm）のGMサーベイメータの検出部分の面積（πr^2）は，約20 cm^2

　　ストロンチウム−90の密封線源からは全ての方向（360°）にβ線が放出されている。検出部分の面積だけに着目して計数効率を求めると，密封線源から2 cmの距離にある直径2インチのGMサーベイメータでは，放出放射線の40％（20/50，計数効率40％）を拾うことができる。

実習2 NaI(Tl)シンチレーションサーベイメータによる測定 ―GMサーベイメータと比較しながら―

　NaI(Tl)シンチレーションサーベイメータはγ線の測定に適したサーベイメータであることを実際の測定を通して理解する。

1）机上にストロンチウム−90（50 Bq）の密封線源を置く。

2）線源から2 cmの高さにNaI(Tl)シンチレーションサーベイメータの検出部分を保ち，測定値を下の表に記入する。

ストロンチウム−90（50 Bq）の測定値（BGを差し引いた値）	μSv/h

3）机上にバリウム−133（1 MBq）の密封線源を置く。

4）線源から2 cmの高さにNaI(Tl)シンチレーションサーベイメータの検出部分を置き，測定結果を下の表に記入する。

バリウム−133（1 MBq）の測定値（BGを差し引いた値）	μSv/h

　上記の1）の測定結果について，実習1の⑤のGMサーベイメータでストロンチウム−90（50 Bq）の密封線源を測定した時の結果と比較し，NaI(Tl)シンチレーションサーベイメータは，β線に対する計数効率が低いことを理解する。

　一方，NaI(Tl)シンチレーションサーベイメータは，γ線については効率よく測定できることを理解する。

実習3 ZnS(Ag)サーベイメータ(デモンストレーション)

ZnS(Ag)サーベイメータは，α線を測定するためのサーベイメータである。放射線源として準備したモナズ石は，天然放射性物質であるトリウムを含む放射性鉱物である。

モナズ石にZnS(Ag)サーベイメータの検出部分を少しずつ近づけていくと，モナズ石からの距離が3cm程度になると急に測定値が上がる。α線は，空気中を3cm程度透過することができる（透過力）。ZnS(Ag)サーベイメータがモナズ石（トリウム−232及びその子孫核種を含む）から放出されるα線を検出しているためである。

α線は，紙1枚で簡単に遮へいできるので，線源と検出部の間に紙一枚を入れ，α線が紙で吸収された（遮へいされた）ことを確認する。

次に，NaI(Tl)シンチレーションサーベイメータを用いてモナズ石を測定し，NaI(Tl)シンチレーションサーベイメータではα線を検出することができないことを理解する。

ZnS(Ag)サーベイメータの検出部分は，α線が透過できる極めて薄い膜でできている。

【参考：放射性同位元素の量（放射能）が下限数量以下の密封線源について】

ストロンチウム−90やバリウム−133は，放射性核種で，放射線を放出している。

通常，放射線や放射性物質（病院等では診療用に放射性医薬品として使われている）は，法的に許可された管理区域内で使用しなければならない。今回の演習では，管理区域でないところで，上記の線源を取り扱っている。

これは，法令で，規制対象となる放射性元素の数量と濃度の下限数量について，核種（放射性の元素の種類）毎に決められており，今回使用したストロンチウム−90とバリウム−133の密封線源は，「下限数量以下」であるために，法の規制対象外であり，管理区域外の実験室で演習に使用することができる。

外部被ばくに対する防護方法

Study Point

　身体の外部にある放射線源から被ばくすることを「外部被ばく」という。

　外部被ばくについては，以下に示す手段をとることによって被ばく線量を低減することができる。

●線源と適切な「距離」をとる

●線源と係わる「時間」をできるだけ短くする

●線源との間に適切な「遮へい物」を置く

　看護職自身の外部被ばくによる被ばく線量（職業被ばく線量）を低減するために，外部被ばくの防護手段をとることが必要である。

　外部被ばくに対する基本的な防護手段を理解する。

用意するもの

・測定器：CsI(Tl)シンチレーションサーベイメータ　1台

　　　　　またはNaI(Tl)シンチレーションサーベイメータ　1台

・放射線源：バリウム−133（1 MBq）の密封線源　1個

・実習器材：遮へい実験用ブロック 大・小

　　　　　（遮へい材：10 mm厚のアクリル板・アルミ板・ステンレス板・鉛板）

　　　　　台板（測定器と線源との距離を正確にとるため）　1枚

実習 1 距離と放射線量の関係について調べる

1 密封線源からの距離を変えて放射線量を測定する。

1) 密封線源が近くにないことを確認して，測定器 (**写真4.1**) の電源を「ON」にする。

2) 測定可能となるまで1分間待って，バックグラウンド値 (BG値：線源を置かない状態の線量) を測定し，**表4.1**に記録する。

3) その後，表示された数値を10秒毎に3回読み取り，**表4.1**に記録する。

4) 机上に密封線源 (Ba−133) を置き，測定器の検出部を線源の中心から10cmの位置に置く (**写真4.2**)。

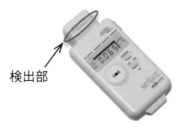

検出部

写真4.1　CsI(TI) シンチレーションサーベイメータ

5) その状態のまま1分間待って，表示された数値を読み取り，**表4.1**に記録する。

6) その後，表示された数値を10秒毎に3回読み取り，**表4.1**に記録する。

7) 密封線源の場所は変えずに，測定器の位置を20cm，30cm，40cmと変えて，同様に測定し，**表4.1**に記録する。

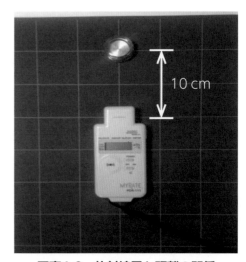

10cm

写真4.2　放射線量と距離の関係

1章
2章
3章
4章
5章
6章
7章
8章
9章
10章
11章
12章
演習1
演習2
演習3
演習4
演習5
演習6
演習7
演習8
GW

2 **表4.1**の測定結果記録表の密封線源からの「距離」と「放射線量（正味値）」の関係を
グラフ用紙にプロット

表4.1　測定結果（単位：μSv/h）

	BG値	密封線源からの距離（cm）			
		10	20	30	40
1回目					
2回目					
3回目					
3回の平均値					
正味値 （平均値-BG値）					
10 cmの値に対する 割合（%）		100%	%	%	%

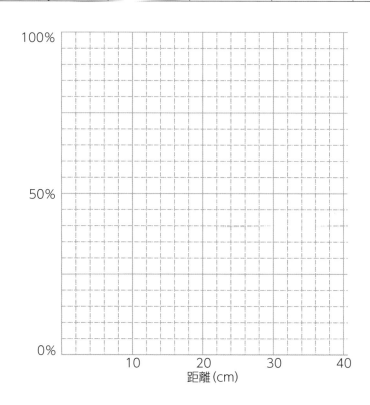

③ 作成したグラフから，密封線源からの距離と放射線量の間には，どのような関係があるかについて考える。

> Q　距離と放射線量との関係は？

実習2　遮へい材の「材質」による遮へい効果の違い

① 遮へい材の材質を変えて放射線量を測定する。

（実習1に続き本実習を行う場合は，1）〜4）の操作は不要）

1）密封線源が近くにないことを確認して，測定器の電源を「ON」にする。

2）測定可能となるまで1分間待って，バックグラウンド値（線源を置かない状態の線量）を測定し，**表4.1**に記録する。

3）その後，表示された数値を10秒毎に3回読み取り，**表4.1**に記録する。

4）測定器から10cmの位置に密封線源を置く。

5）密封線源を囲むように遮へいブロック小（各遮へい材の厚さ10mm）を置く。

6）その状態のまま1分間待つ。

7）測定器に表示された数値を読み取り，**表4.2**に記録する。

8）その後，表示された数値を10秒毎に3回読み取り，**表4.2**に記録する。

9）遮へいブロックの測定面を変え（遮へい材の材質を変える），6）〜8）の測定を他の3種類の遮へい材について行う。この時，密封線源と測定器との距離を10cmに保つように留意する。

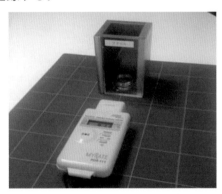

写真4.3　遮へい材の材質を変える

表4.2　測定結果（単位：μSv/h）

密封線源と測定器の距離 10cm	BG値				
	遮へい材（10mm厚）				
	遮へい材なし	アクリル	アルミニウム	ステンレス	鉛
1回目					
2回目					
3回目					
3回の平均値					
正味値（平均値−BG値）					
遮へい材なしに対する割合	100%	%	%	%	%

*「遮へい材なし」の測定値は，表4.1の測定値を使用する。

*BG値は実習1（表4.1）の測定結果（BG値）を使用する。

2 測定結果（表4.2）から4種類の遮へい材を「遮へい効果」が高い順に並べる。

「遮へい効果」が高い順：

_____　＞　_____　＞　_____　＞　_____

実習3 遮へい材の「厚さ」を変えて遮へい効果の違いについて調べる

1 遮へい材の厚さと遮へい効果

（実習2に続き本実習を行う場合は，1）〜5）の操作は不要）

1）密封線源が近くにないことを確認して，測定器の電源を「ON」にする。

2）測定可能となるまで1分間待って，バックグラウンド値（線源を置かない状態の線量）を測定し，表4.3に記録する。

3）その後，表示された数値を10秒毎に3回読み取り，表4.3に記録する。

4）測定器から10cmの位置に密封線源を置く。

5）密封線源を遮へいブロック小（遮へい材の厚さ10mm）で囲むように置く。

6）遮へいブロック大を遮へいブロック小と同じ材質が重なるように重ね（合計で厚さ20mm），その状態のまま1分間待つ。

1章 2章 3章 4章 5章 6章 7章 8章 9章 10章 11章 12章 演習1 演習2 演習3 演習4 演習5 演習6 演習7 演習8 GW

7）測定器に表示された数値を読み取り，**表4.3**に記録する。

8）その後，表示された数値を10秒毎に3回読み取り，**表4.2**に記録する。

9）遮へいブロックの測定面を変えて（遮へい材の材質を変えて），同様に5）～8）の操作を繰り返す。この時，密封線源と測定器との距離を10cmに保つように留意する。

10）実習2と実習3の測定結果（遮へい効果）を**表4.4**にまとめる。

表4.3　測定結果

密封線源と測定器の距離 10 cm	BG 値				
	遮へい材（20 mm 厚）				
	遮へい材なし	アクリル	アルミニウム	ステンレス	鉛
1 回目					
2 回目					
3 回目					
3 回の平均値					
正味値 （平均値-BG値）					
遮へい材なしに対する割合	100%	%	%	%	%

*「遮へい材なし」の測定値は，**表4.2**の測定値を使用する。
*BG値は実習1（**表4.1**）の測定結果（BG値）を使用する。

表4.4　測定結果

遮へい材の厚さ （mm）	遮へい材			
	アクリル	アルミニウム	ステンレス	鉛
0	100%			
10	%	%	%	%
20	%	%	%	%

Q　遮へい材の厚さを増やすと線量はどうなったか？

【参考：原子番号と遮へい効果の関係について】

原子番号が大きいほど γ 線に対する遮へい効果が高い。

今回使用した遮へい材は，主に，次に示す元素で構成されている。

・アクリル：炭素（$_6$C）・酸素（$_8$O）・水素（$_1$H）

・アルミニウム：アルミニウム（$_{13}$Al）

・ステンレス：鉄（$_{26}$Fe）・クロム（$_{24}$Cr）・ニッケル（$_{28}$Ni）

・鉛：鉛（$_{82}$Pb）

元素記号の前の下付きの数字が原子番号を表す。

ポータブル（移動式）X線撮影装置を用いた撮影の際の被ばくは？

Study Point

　ポータブル（移動式）X線撮影装置は，移動行動が難しい患者のX線撮影のために，一般病室内等で用いられる。撮影の際に同室の患者，看護職等の医療スタッフが部屋から出るべきかどうかについては，議論がある。撮影の際に，実際に装置のまわりに生じる放射線（散乱線：患者周辺の放射線）の線量を測定して，次のことを理解する。

● 同室患者，看護職自身の安全・安心の視点からどのような行動をとったらよいか理解する

● ポータブル（移動式）X線撮影装置による撮影を通して，医療被ばく，職業被ばく，公衆被ばくを理解する

● 外部被ばくに対する防護（距離・遮へい・時間）を理解する

用意するもの

・ポータブル（移動式）X線撮影装置

・ベッド，水ファントム

・測定器（電離箱式サーベイメータ）

・個人モニタ（リアルタイムで線量を表示できるもの）

・防護エプロン

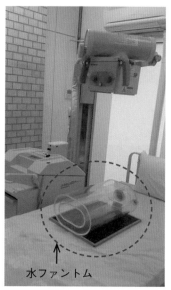

水ファントム

写真5.1　ポータブル（移動式）X線撮影装置と水ファントム

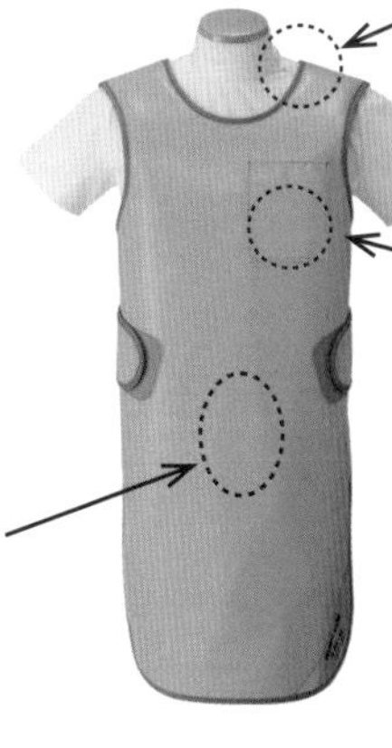

頸部に個人線量計

防護エプロンの
内側に個人線量計
（男性）

防護エプロンの
内側に
個人線量計
（女性）

写真5.2　実習者の線量計装着部位

実習 1 X線装置の放射線の発生の仕組み

1）実習者は，白衣のポケット（女性の場合は腹部のポケット，男性の場合は胸のポケット）及び白衣の襟の部分に個人モニタ（スイッチをオンにし，表示が「ゼロ」であることを確認する）を装着し，さらに防護エプロンを装着する。

2）電離箱式サーベイメータを観察しやすい場所に置く（ベッドの端など）。

3）電離箱式サーベイメータの電源をオンにし，線量を表示する窓の針が動かないことを確認する。

4）X線装置から，X線を発生させる。

　①X線装置の電源オン

　②照射野を確認するためのライトをオン

　③X線装置の照射ボタンをオン

装置に電流が流れ，X線が発生。

胸部撮影の場合も腹部撮影の場合も高電圧をかける時間は，1秒以下のごく短時間（瞬間的）である。

Q 電離箱の針はどの時点で動いたか？

【注意】
　ポータブル（移動式）X線撮影装置の操作は，必ず診療放射線技師が行うこと
【参考：撮影条件について】
　今回の演習で用いる，胸部撮影の条件を表に示す。

体位	管電圧 (kV)	管電流×時間 (mAs)	照射野 (cm × cm)	撮影距離 (cm)
仰臥位	90	2	35 × 43	100

撮影条件は，患者の体格などによって異なる。

実習2 患者の被ばく線量の測定

1）電離箱式サーベイメータを水ファントムの上の照射野の中心に置き，胸部撮影の条件
　で1回照射を行い，線量を測定し，記録する。

水ファントム表面の線量	mGy

　この値は，胸部X線撮影の際の患者の体表面（皮膚の線量と考えてよい）の線量である。
患者の個々の臓器の線量は，皮膚の線量に比べると低い値となる。

【参考：看護職等の手の被ばくについて】
　患者のX線撮影の際に，患者の身体の保定などで，仮に看護職等の医療従事者の手が照射野内に入った
場合には，看護職等の手の被ばく線量は，患者の体表面線量と同じ線量を被ばくすることになる。したが
って，撮影中に患者の保定を行わなければならない場合には，X線が照射される部分（照射野）に看護職
等の手などが入らないようにする必要がある。

実習**3** まわりの人たちの被ばく（散乱線）線量の測定

1）ベッド上に水ファントムを置き，胸部撮影の条件でポータブル（移動式）X 線撮影装置からX線を発生させ，水ファントム中心軸から1 m及び2 mの地点で床から1 mの高さでの空間線量を測定し記録する。

【参考: 空間線量】

　空間線量は，X線撮影の際に，X線管から放出されたX線が患者の身体等で散乱した放射線（散乱線という）であり，直接線（診断のために患者の身体に入射させる放射線）の線量に比べて2桁以上低いので，連続10回照射（10回の胸部撮影）をし，1回当たりの空間線量を求める。

ベッドからの距離	10 回照射の線量	1 回撮影あたりの空間線量
1 m	μSv	μSv
2 m	μSv	μSv

2）線量と距離の関係について調べる。1 m地点の空間線量と2 m地点の空間線量の比を求める。

1 m地点の測定値（10 回照射）	μSv
2 m地点の測定値（10 回照射）	μSv
1 m地点の測定値 / 2 m地点の測定値	

【参考: 放射線源からの距離と線量の関係について】

　「線量」は「距離」の2乗に逆比例する。

　距離が2倍になれば線量は1/4（2の二乗）になり，距離が3倍になれば線量は1/9（3の二乗）になる。ただ，この「距離の逆二乗」は点線源（体積の小さな線源）の場合に成り立つ原則で，今回のように線源の体積が大きい（身体からの散乱線）場合も「距離の逆2乗」の原則が大まかに当てはまる。

　実習2で測った患者の線量（直接線）と，実習3で測った2 m地点の線量（散乱線）がどのくらい違うか，比較する。

患者の身体表面の線量	2 m 地点の線量
mGy	μSv

【参考】測定する放射線はX線であるのでmGy＝mSvである。

実習4 看護職の被ばく線量（職業被ばく）の測定と評価

1）腹部（男性は胸部）に装着した個人モニタの値を記録する。

	体幹部に装着したモニタ	頸部に装着したモニタ
実習前の値	μSv	μSv
実習後の値	μSv	μSv

2）今回の被ばく線量を，職業被ばくに対する線量限度（P115 **表10.3**参照）の値と比較してみる。

Q1　なぜ，看護職（女性）は個人モニタを腹部に装着するのか？

Q2　防護エプロンを装着することの意味は？

実習5 被ばくの区分の理解

実習1～4までを通して次のことを考え，理解する。

　ポータブル（移動式）X線撮影装置を用いた撮影の際の被ばくには①医療被ばく，②職業被ばく，③公衆被ばくがある。それぞれの被ばく区分に該当する対象は誰か？

医療被ばく	
職業被ばく	
公衆被ばく	

Study Point

　非密封の放射性物質を取り扱う場合には，放射性物質による看護師などの身体表面や管理区域内の物品の表面などに汚染が生じる可能性がある。

　放射線業務従事者が管理区域を退出する際及び管理区域から物品を持ち出す場合には，その都度，汚染の有無のチェックを行う必要がある。

　また，原子力災害が発生した場合には，看護師・保健師が周辺住民の体表面汚染のモニタリングや除染を担当する場合がある。

　本演習を通して，GM サーベイメータによる汚染のモニタリングの目的や方法を理解し，適切な対応ができるようにしておく必要がある。

　放射性物質による汚染のチェックではないが，密封小線源（汚染の可能性はない）を用いた放射線治療の際に，線源の埋め込み，挿入が終了した時点で，サーベイメータを用いて線源が治療室内に存在していないことを確認する。

用意するもの

・測定器：GMサーベイメータ　1台
・線源：ストロンチウム−90（50 Bq 密封線源）　1個
・電卓：加減乗除ができる簡単なもの

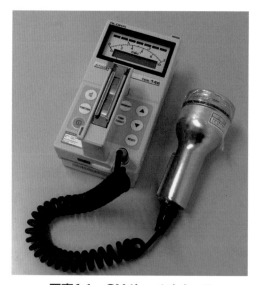

写真6.1　GMサーベイメータ

チェックポイント1

Q 身体表面や物品などの放射性物質の汚染に関するモニタリングのために GM サーベイメータが有用な理由は？（演習3を参考に考える）

実習1 汚染の検出のためのGMサーベイメータの使い方の基本を学ぶ

とくに検出部分の走査速度及び時定数（TC：time constant）の選択

1) 汚染チェックに先立ちGMサーベイメータの検出部分（プローブ）の汚染を避けるために薄いビニール袋で覆う。

2) 「電源スイッチ」を「ON」にし，バッテリー（電源），高電圧（HV），を確認する。

3) 「サウンド」のスイッチを「ON」にする（原子力災害発生時に被災者の体表面汚染のチェックを行う場合には，「サウンド」スイッチは必ず「OFF」にする）。

4) 測定に際して「測定レンジ」を選択する。表示部の針が，中央〜2/3にくるようにレンジ（100, 300, 1 k, 3 k, 10 k, 30 k, 100 kcpm）を選択する。

5) 周囲に線源がないことを確認し，「時定数」（3, 10, 30秒）を「10秒」にしてバックグラウンドの計測を行い，**表6.1**に記録する。「測定レンジ」は，100 cpmあるいは300 cpmを選択する。

6) 机上にストロンチウム−90（50 Bq）の線源を置く。

7) 「時定数」を10秒，「測定レンジ」を1kまたは3kcpmとする。ストロンチウム−90の線源と，検出部分（プローブ）の表面の距離を2cmに保ち，30秒後（時定数の約3倍の時間が経過後に測定値を読み取る）に測定値を読み取り**表6.1**に記録する。

8) 「時定数」3秒，「測定レンジ」を1kまたは3kcpmとし，ストロンチウム−90の線源と，検出部分（プローブ）の表面の距離を2cmに保ち，1秒間に約5cmの早さで，検出部分を走査した場合（ゆっくり移動させた場合）と，1秒間に約20cmの速度で検出部分を走査した場合（早く移動させた場合）のおよその計測値を**表6.2**に記録し，上記7）の測定値と比較する。

9) 「時定数」を10秒に設定し，上記8）の操作を行う。

表6.1 測定結果

バックグラウンドの計数率	cpm
ストロンチウム−90 (50 Bq)の測定値*	cpm

*線源と検出器間の距離2 cm

表6.2 測定結果

時定数	走査速度	およその計数値*　針の揺れ幅は
時定数3秒	5 cm/秒	
	20 cm/秒	
時定数10秒	5 cm/秒	
	20 cm/秒	

*正確に測定する場合には，時定数の3倍の時間の経過後に測定値を読み取る

チェックポイント2

Q　実習１の測定結果を基に，汚染のチェックの際のGM サーベイメータの検出部の
　　適切な走査速度と時定数の選択について考える。

1章
2章
3章
4章
5章
6章
7章
8章
9章
10章
11章
12章
演習1
演習2
演習3
演習4
演習5
演習6
演習7
演習8
GW

> 汚染の箇所の検出のためには:

実習2 体表面汚染の有無，汚染部位，汚染の程度の測定

1) 演習は，2人一組で行い，1人は被検者に1人は測定者になる。

2) 下記の3）〜10）の操作の終了後に，被検者と測定者を交代する。

3) 汚染チェックに先立ちGMサーベイメータの検出部分の汚染を避けるために薄いビニール袋で覆う。

4) 「電源スイッチ」を「ON」にし，バッテリー（電源），高電圧（HV）を確認する。

5) 「サウンド」のスイッチを「OFF」にする。

6) 「測定レンジ」は300または1kcpmを選択する。

7) 被験者，測定者共に立位で測定を開始する。

8) 「時定数」（　）秒を選択し，右手にGMサーベイメータの検出部分（プローブ）を持ち，検出部分が体表面から約2cmの距離になるようにし，体表面と平行に，頭，体幹・上肢・下肢の前面，頭，体幹・上肢・下肢の後面の順に走査し，汚染箇所をチェックする。

9) バックグラウンドの約1.5倍を超える箇所が検出された場合には，汚染箇所を次頁の図に記載する（現場では，汚染箇所に直接，マーキングする）。

10) 汚染部位の汚染の程度を把握するために，「時定数」を（　　）秒とし，GMサーベイメータの検出部分を汚染箇所の体表面から約2cmの距離に固定し，（　　）秒後（選択した時定数の3倍の時間経過後）に測定値を読み取り次頁の図に記載する。

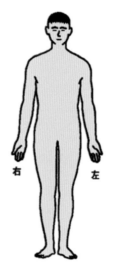 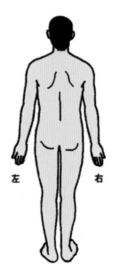

右　　　　　左　　　　　　　　左　　　　　右

実習3 汚染結果の判断

　管理区域からの放射線業務従事者の退出基準, 物品の持ち出し基準 (退出・持ち出しができる上限値) として β 線を放出する放射性物質について 4 Bq/cm² とされている。

　今回の演習で用いた条件下 (ストロンチウムの面線源は 1 cm² とする) で測定した場合, 管理区域から持ち出すことができる, あるいは, 身体除染を必要としない汚染の程度 (cpm) を求める。

バックグラウンドを除いた正味の計数値	cpm を超えた場合

甲状腺のモニタリング

Study Point

原子力発電所の事故が発生した場合には，揮発性の高い放射性ヨウ素が環境中に放出される可能性がある。周辺住民などは，放射性物質により汚染された空気の吸入（吸入摂取）あるいは汚染された食品の摂取により放射性ヨウ素が体内に取り込まれる。ただし，放射性物質により汚染された食品に関しては，摂取制限の措置がとられるので汚染食品を通しての摂取は防ぐことができる。体内に取り込まれた放射性ヨウ素はその化学的特性から甲状腺に集積する。そのため，原子力災害発生時には，被災住民などを対象にした甲状腺のモニタリングが実施される場合がある。

演習を通して，甲状腺モニタリングの目的，方法を理解する。

用意するもの

・測定器：NaI(Tl) シンチレーションサーベイメータ

・電卓：加減乗除ができる簡単なもの

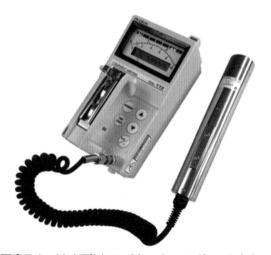

写真7.1　NaI(Tl) シンチレーションサーベイメータ

Q 甲状腺のモニタリングに NaI(Tl) シンチレーションサーベイメータが用いられる理由を考える。

実習1 甲状腺の放射性ヨウ素の存在を確認する。

1) 2人一組で演習を行う。1人は模擬被検者に，他の1人は測定者となる。

2) 以下の3）～ 11）の一連の操作が終了したら，模擬被験者と測定者を交代し同様の操作を行う。

3) モニタリングに先立ち NaI(Tl) サーベイメータの汚染を避けるために検出部分を薄いビニール袋で覆う。

4) 「電源スイッチ」を「ON」にし，高電圧 (HV)，バッテリー（電源）を確認する。

5) 「サウンド」のスイッチを「OFF」にする。

6) 測定に際して「測定レンジ」を適切に選択する。表示部の針が，中央～ 2/3 の位置にくるようにレンジを選択する。

7) 「時定数」(3, 10, 30秒) を「10秒」に設定する。

8) 被検者には椅子に座ってもらう。被検者は別の場所で，体表面汚染が無いことを確認しておく。

9) 測定者は，被検者の前に座り測定を開始する。

10) 検出部（プローブ）を被検者の頸部前面の体表面に置き，30秒後（時定数の約3倍の時間経過後）に計数率（μSv/h）を読み取り，**表7.1** に記録する。

11) バックグラウンド計数率を測定するためにプローブを被検者の大腿部に置き，計数値を読み取り，**表7.1** に記録する。

表7.1　測定結果

甲状腺部の計数率（A）	μSv/h
大腿部の計数率（B）	μSv/h
正味の計数率（A－B）	μSv/h

実習2 ヨウ素-131による甲状腺の被ばく線量（預託等価線量）を推定する

1) 測定した甲状腺の計数率（μSv/h）から，ヨウ素－131の計数率当たりの放射能（校正係数：Bq/[μSv/h]）を用いて，甲状腺内のヨウ素－131の現在量（Bq）を求める。

【校正係数】

　　1歳児　　22,000 Bq/[μSv/h]

　　5歳児　　23,450 Bq/[μSv/h]

　　成人　　　30,150 Bq/[μSv/h]

2) 次の条件を仮定して現在量からヨウ素－131の摂取量を求める。

　①体内に存在するヨウ素－131は吸入摂取より全量が摂取日に取り込まれたものとする。

　②吸入粒子は急速に呼吸器系に摂取されたものとする。

　③測定日は摂取日の10日後とする。

　ただしヨウ素－131の甲状腺における10日後（摂取日から測定した日までの日数）の残留率*は0.1とする。

　*甲状腺のヨウ素－131の残留率は，摂取したヨウ素－131の甲状腺の取込み率及びの半減期を考慮した値である。

3) 算定した摂取量から下表に示す線量係数を用いて甲状腺の預託等価線量（被ばく線量）及び預託実効線量を求める。

	3か月	1歳	5歳	10歳	15歳	成人
預託等価線量（Sv/Bq）	1.4×10^{-6}	1.4×10^{-6}	7.3×10^{-7}	3.7×10^{-7}	2.2×10^{-7}	1.5×10^{-7}
預託実効線量（Sv/Bq）	7.2×10^{-8}	7.2×10^{-8}	3.7×10^{-8}	1.9×10^{-8}	1.1×10^{-8}	7.4×10^{-9}

(ICRP Publ.71)

測定時の甲状腺内のヨウ素−131の量 （現在量）	Bq
ヨウ素−131の摂取量	Bq
ヨウ素−131による甲状腺の 被ばく線量（預託等価線量）	μSv

放射性物質の半減期を測定する

1章
2章
3章
4章
5章
6章
7章
8章
9章
10章
11章
12章
演習1
演習2
演習3
演習4
演習5
演習6
演習7
演習8
GW

Study Point

　放射性物質には，それぞれの放射性核種に固有の半減期（物理的半減期）があり，半減期とともに放射能（Bq）は減少する。

　演習を通して放射性物質の物理的半減期を理解する。

用意するもの

・測定器：NaI(Tl) シンチレーションサーベイメータ　1台

　GM サーベイメータ　1台

・線源：バイアル瓶入りのテクネチウム−99 m（RI規制法対象外）1個

　　　　（バイアル瓶をビニール袋に入れ，直径約5 cm程度のプラスチック容器の中心に置く）

　　　　ストロンチウム−90（50 Bq）密封線源　1個

・ビニールシート

・線源を置くための台

・物差し（線源と検出器の距離を測定する）

チェックポイント1

Q　テクネチウム−99 m は γ 線と β 線を放出する。ストロンチウム−90 は β 線を放出する。2つの核種の放射能を測定する場合に，効率的に測定できるサーベイメータはどれか？また，その理由を考える。

核　　種	使用するサーベイメータ
テクネチウム−99m	
ストロンチウム−90	

実習 1

1) 机上をビニールシートで覆う。

2) 各サーベイメータの検出部分（プローブ）を薄いビニール袋で覆う。

3) 各サーベイメータの電源を「ON」にし，バッテリー（電源），高圧（HV）を確認する。

4) 各サーベイメータのサウンドスイッチを「ON」にする。

5) 各サーベイメータの時定数を10秒に設定する。

6) 机上の線源台にストロンチウム−90を置き，サーベイメータの検出部（プローブ）の表面を線源から2cmの距離に置き，30秒後に計測値を読み取る。

7) 机上の線源台にテクネチウム−99m入りのプラスチック容器を置く。

8) サーベイメータの検出部分（プローブ）表面がプラスチック容器の側面から2cmの距離になるように置き，30秒後に測定値を読み取る。

9) 上記1)〜8)の操作を，演習期間中に3回行う。
　　とくに線源と検出器の距離（2cm）は正確にとる。

　　*例：演習初日の午後5時（1回目），演習2日目の午前9時（2回目）及び12時（3回目）

10) 読み取った測定値（μSv/h，あるいはcpm）をグラフ上に記入し，テクネチウム−99mの半減期を求める。

核　　種	測定日時 （年／月／日）	1回目の測定からの経過時間 （時／分）	測定値
テクネチウム−99m	／　／	0	μSv/h
	／　／		μSv/h
	／　／		μSv/h
ストロンチウム−90	／　／	0	cpm
	／　／		cpm
	／　／		cpm

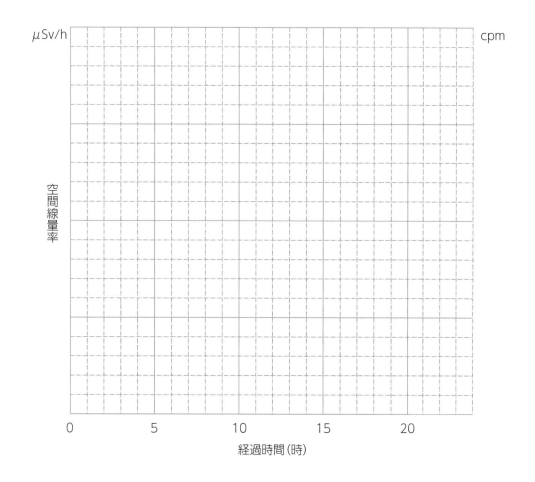

	推定した半減期	物理的半減期
テクネチウム−99m		6.01 時間
ストロンチウム−90		28.79 年

Q　主な放射性医薬品は短半減期の核種が使用されているが，その理由を考えよ。

グループワーク編

GW グループワーク

演習　　グループワーク（GW）のテーマ

　GW は，看護の基礎教育やさまざまな研修を通して学んだ放射線に関する基礎的な知識を，グループ内でのディスカッションを通して整理するための機会である。

　GW では，医療の現場において患者さんから受ける質問，原子力災害時に被災者の方々が持っている不安などを【事例】として取上げ，GW のメンバー同士で対応方策について意見交換を行い，質問や相談に専門職として適切に対応できるようにするために，各自の放射線に関する知識を整理することを目的にしている。

　事例毎に，整理しておく知識のポイントを示してあるので，ポイントを参考にして GW を進めるとよい。

　質問・相談者の状況はそれぞれ異なるので，個別性を重視した対応が必要とされる。

　実際の相談に当たっては，不安等を抱いている患者さんあるいは被災者のみなさんが，看護職に求めているものが何であるか，また，看護職の回答が，患者さんや被災住民のみなさんの求めているものに応えているかどうかを確認しながら対応していく必要がある。GW で整理した知識を駆使しながら，看護職が得意としているコミュニケーション力を活用して，相談者が理解・納得する対応をしていくことが看護職，医療職に対する信頼につながる。

事例 1 100 mSv以下の被ばく線量では，がんの発症を心配する必要はないと聞きましたが本当ですか。

①この科学的な根拠は？
- 放射線被ばくに伴うがんに関する疫学調査にはどのようなものがあるか。
- 放射線誘発がんに関する疫学調査の限界は何か。
- 放射線被ばくがない時の，日本の，通常のがんの発生率や死亡率（ベースラインという）は。

②日常生活における100 mSvの被ばくとして，どのような場合が考えられるか。
- 公衆被ばくに関する線量限度は年間1 mSv。
- 自然放射線による被ばくとの関係は（設問の100 mSvに自然放射線による被ばくは含まれるか）。

③放射線被ばくを伴う行為によってどのようなメリットを受けているか。
- 個人の観点からのメリットは。
- 社会の観点からのメリットは。

④どの身体部位（臓器組織）のがんの発生を心配しているか。
- 臓器によってがんに対する放射線感受性は異なる。
- 100 mSvは実効線量それともどこの臓器の等価線量か。

⑤がんのリスク係数の意味は
- 1 Sv当たり0.05のリスクはどのようにして得られた数値か。
- その数値の意味は。

⑥放射線による傷害は人体にたまっていくのか。
　・なぜ，蓄積（積算）線量を考えるのか。
　・医学・生物学的には何が蓄積していると考えられているのか。

⑦胎児や子どもは放射線によるがんの感受性が高いとされる。
　・がんに対する感受性とは何を指しているのか。

事例 **2**　25歳の女性です。常に胃の調子が悪かったので，バリウムを飲んで行う消化管の透視検査を受けました。友人から，Ｘ線の透視検査はとくに被ばく線量が高いといわれ，結婚した後の遺伝性影響（継世代影響）が心配で，検査を受けたことを後悔しています。

①上部消化管検査はなぜ行われたか（この女性が上部消化管検査で受けたメリットは）。

②具体的にどのような遺伝性影響を心配しているか。

③遺伝性影響に関する疫学調査はあるか。またその結果は。

④遺伝性影響に関係する線量はどの臓器の被ばく線量か。上部消化管検査によるその臓器の被ばく線量はどの程度か。

⑤結婚相手も被ばくしている場合には，遺伝性影響の発生する可能性はさらに高くなるのか。

⑥今後，気をつけることは。

1章
2章
3章
4章
5章
6章
7章
8章
9章
10章
11章
12章
演習1
演習2
演習3
演習4
演習5
演習6
演習7
演習8
GW

事例 3　妊娠3か月の女性。胸の部分のCT検査を受け被ばくをしてしまいました。生まれてくる子どもに奇形や発達の遅れが表れるのではないか心配です。私自身の被ばく線量は5 mSvだといわれました。

①なぜ，CT検査が行われたか（CT検査の目的）本人は理解しているか。

②5 mSvは，どのような線量か。お腹の中の赤ちゃんも同じ線量を受けているのか。

③胎児影響（がんも含めた）と被ばく線量との関係は。

④胎児影響と放射線被ばくの時期（妊娠3か月の胎児の発達段階は）との関係は。

⑤このまま妊娠を継続しても大丈夫か。

⑥放射線被ばくがない時の，新生児の奇形発生やがん発生のベースラインはどの程度か。

1章
2章
3章
4章
5章
6章
7章
8章
9章
10章
11章
12章
演習1
演習2
演習3
演習4
演習5
演習6
演習7
演習8
GW

事例 **4**　60歳の男性。胃腸の状態が悪く，40歳頃から50歳くらいまで，年に3〜4回上部消化管の透視検査を受けてきました。50歳以降は年1回の人間ドックの際に受ける上部消化管の検査だけになっています。放射線を被ばくした場合には，60歳くらいから胃がんになる可能性が高くなることを聞き，急に，今までに受けた透視検査のことが心配になってきました。

①上部消化管検査は，どのような目的で行われたか（患者の受けたメリットは）。

②どこの医療機関で受けたか（検査を受けた医療機関が複数か）。

③X線検査等結果については患者個人が情報開示を求めることにより医療機関の間で情報共有することができることを理解していたか。

④がんの発生を心配している臓器とその臓器の線量は。

⑤60歳の頃から胃がんの発生率が高くなることの意味は。

⑥「放射線の影響は人体に溜まっていく」ことを心配している。

⑦放射線によりDNAについた傷は治ると聞いたが，年齢とともに治りにくくなるのではないか。

⑧上部消化管検査は，年間，何回まで受けてよいという目安があるのか。

⑨これからX線診断等を控えたほうがよいか。

⑩被ばくのリスクと検査を受けないことによるリスクは。

事例 **5** 専門家は「外部被ばくの影響と内部被ばくの影響は同じである」というが，内部被ばくは「α線を含む全ての放射線が関係する」と聞き，やはり内部被ばくは怖いと思います。内部被ばくと外部被ばくの放射線，健康影響は，本当に同じですか。

①専門家がいう，「内部被ばくと外部被ばくは同じ」ということの意味についての理解は。

②原発事故の際のα線の被ばくはどのような時に起こるか。

③そもそもα線はどこにあるのか。身のまわりの放射線の中にもα線が存在しているのか。

④医療領域でもα線が使われていると聞いたが，放射線の中でもとくに危険性の高いα線がなぜ使われるのか。

⑤同じ量の放射性物質を吸い込んだり，放射性物質を含む食物をとった場合に，子どもと大人と被ばく線量が異なるのはなぜか。

⑥原子力発電所の事故の際の甲状腺のモニタリングが，子どもを優先して行われるのはなぜか。

⑦内部被ばくは，外部被ばくに比べてなぜ不安が大きいのか。

⑧内部被ばくを避けるためにはどうしたらよいか。

事例 6　福島原子力発電所の事故の際に，「乳幼児は，水道水を摂取しないように」との文書が行政から出されました。人工栄養で育児中の乳児の影響が心配です。

①原子力発電所の事故の際に，水道水の中には，どのような放射性物質が含まれる可能性が高いか。

②どのような根拠に基づいて「飲水制限」が行われたか。

③買い置きの飲料水（ペットボトルなど）がなかったので，水道水（沸騰させた）を使ってミルクを飲ませたが大丈夫か。

④乳幼児にはどのような健康影響が考えられるか。

⑤水道水でつくったミルクを飲んだ乳児の体の中には，放射性物質がいつまで残っているのか。

事例 **7** 福島県産の果物や農作物，魚介類に対して輸入制限をしている国がある
と聞きました。福島県産の農作物などは食べないほうがよいでしょうか。

①農作物，魚介類に対する摂取制限はどのように決められているか。

②とくに注意する農産物はなにか。

③福島県産の農産物は放射能測定が行われていると聞いたが，誰がどのように
行っているのか。測定値は信用できるのか。データはどこで公開され閲覧でき
るか。

④除染作業により，農地の放射性物質は除染できたのか。
　除染が農地にとって不利益となる点は何か。

⑤輸入制限をしている国があるのはなぜか。

1章
2章
3章
4章
5章
6章
7章
8章
9章
10章
11章
12章
演習1
演習2
演習3
演習4
演習5
演習6
演習7
演習8
GW

索引
（五十音順）

編集委員および執筆者

（五十音順，所属は執筆時，◎は編集委員長）

赤羽　恵一　（国研）量子科学技術研究開発機構　放射線医学総合研究所
石川　仁　　（国研）量子科学技術研究開発機構　QST病院
甲斐　倫明　大分県立看護科学大学
加藤　知子　東京医療保健大学
北川　敦志　（国研）量子科学技術研究開発機構　放射線医学総合研究所
◎草間　朋子　東京医療保健大学
関根　絵美子　（国研）量子科学技術研究開発機構　放射線医学総合研究所
堀田　昇吾　東京医療保健大学

放射線を正しく理解した看護職であるために
改訂版　看護と放射線

2016 年 4 月 28 日　初版発行
　　（放射線を怖がらない看護職であるために
　　　看護と放射線—放射線を正しく理解する—）
2021 年 3 月 12 日　改訂版発行

編　集
発行所　公益社団法人 日本アイソトープ協会

〒 113-8941　東京都文京区本駒込二丁目 28 番 45 号
TEL　代表（03）5395-8021
学術（03）5395-8035
E-mail: s-shogai@jrias.or.jp
URL　https://www.jrias.or.jp

発売所　丸善出版株式会社
〒 101-0051　東京都千代田区神田神保町 2-17
TEL　（03）3512-3256
URL　https://www.maruzen-publishing.co.jp/

© Japan Radioisotope Association, 2021　Printed in Japan

ISBN978-4-89073-284-5 C3047
組版：株式会社アドスリー / 印刷　製本：日経印刷株式会社
（内容に正誤が生じた場合には，日本アイソトープ協会ホームページにて「正誤表」を掲載いたします）